Farmacología básica para odontólogos

FÁRMACOLOGÍA BÁSICA PARA EL ODONTÓLOGO

First edition. August 16, 2021.

Copyright © 2021 Ksenia Basov.

ISBN: 979-8215281994

Written by Ksenia Basov.

Also by Ksenia Basov

Conocimientos básicos odontológicos
Fármacología básica para el odontólogo
Urgencias médicas en el consultorio odontológico
Enfermedades sistémicas en el consultorio odontológico

Plus universitario
Tecnicas de estudio

Antibioticoterapia

Microbiología de la cavidad bucal

En la cavidad bucal existe todo un ecosistema en el cual podemos conseguir bacterias aerobias, anaerobias facultativas y estrictas, en este sentido se mantendrán en un equilibrio.

Este equilibrio se mantiene gracias a mecanismos de regulación tales como: las glicoproteínas, minerales de la saliva, la adherencia en la mucosa bucal, lingual, y de la orofaringe, la dieta la cual afecta las estructuras dentarias y el líquido crevicular.

En este sentido podemos encontrar estas bacterias en cavidad bucal.
Cocos Gram+ facultativos

- Estreptococos hemolíticos y no hemolíticos
- Pneumococo
- Stafilococo epidermidis y aureus

Bacilos Gram+ facultativos

- Lactobacilos
- Actinomyces

Bacilos Gram+ anaerobios

- Clostridium

Cocos Gram- facultativos

- Neiseriae

Cocos Gram- anaerobios

- Veillonellae

Bacilos Gram- anaerobios

- Fusobacterium
- Prevotella
- Porphyromona

Y finalmente Espiroquetas y levaduras.

Cuando mencionamos patologías pulpares (pulpa vital) los microorganismos más frecuentes son:

- *Staphylococcus aureus*
- *Estreptococos orales*
- *Peptostreptococcus spp.*
- *Actimonyces spp.*
- *Eubacterium spp.*
- *Capnocytophaga spp.*
- *Campylobacter spp.*
- *Eikenella corrodens.*
- *Porphyromonas spp.*
- *Prevotella spp.*
- *Mitsuokella dentalis*
- *Selenomas spp.*
- *Lactobacillus spp.*
- *Veillonella spp.*
- *Enterococcus spp.*
- *Treponemas orales*

Cuando mencionamos la periodontitis apical los microorganismos más frecuentes son:

P. endodontalis

P. gingivalis

P. melaninogenica

P. loescheii

P. nigrescens

P. intermedia

F. nucleatum

V. parvula

A. actinomycetemcomitans

C. ochracea

C. sputigena

C. rectus

H. aphrophilus

A. israelii

A. naeslundii

A. odontolyticus

*S. mutans**

*S. sobrinus**

S. sanguis

S. constellatus

S. anginosus

S. intermedius

Cuando mencionamos la osteomielitis los microorganismos más frecuentes son:

P. intermedia

P. nigrescens

F. nucleatum

P. anaerobius

P. micros

*A. actinomycetemcomitans**

A. israelii

S. aureus

Cuando mencionamos la celulitis los microorganismos más frecuentes son:

P. endodontalis

P. gingivalis

P. melaninogenica

P. loescheii

P. intermedia

P. nigrecens
F. nucleatum
B. forsythus
P. anaerobius
P. micros
H. aphrophilus
E. corrodens
C. ochracea
A. israelii
A. naeslundii
A. odontolyticus
S. aureus
S. epidermidis
S. mitis
S. oralis
S. constellatus
S. anginosus
S. intermedius

Tipos de Antibióticos

1.-Bacteriostaticos
Alteración de subunidades 30S

- Tetraciclina
- Espectinomicina

Alteración de las subunidades 50S

- Eritromicina
- Cloranfenicol
- Clindamicina
- Oxazolindinona
- Estreptogramina

Antagonista del PABA

- Sulfonamidas

2.-Bactericidas
Inhibición de la síntesis de pared celular

- Cicloserina
- Vancomicina
- Bacitracina
- Carbapenémicos
- Fosfomicina
- Penicilina
- Cefalosporina
- Monobactam

Inhibición de la membrana celular

- Polimixina
- Nistatina

- Anfotericina
- Nistatina
- Lipopéptido
- Daptomicina

Alteración de la subunidad 30S

- Aminoglucósidos

Replicación del ADN girasa

- Quinolonas
- Ac. Nadilixico

ADN dependiente ARN polimerasa

- Rifampicina

Penicilinas:

Ampicilina Sulbactam:

Indicada en Abscesos periapicales, se puede indicar post exodoncia, vías respiratorias superiores, mordeduras caninas, además de las indicaciones anteriormente nombradas en ampicilina. Posee actividad satisfactoria contra cocos grampositivos que incluyen cepas de *S. aureus* productoras de β lactamasa, aerobios gramnegativos (pero no Pseudomonas) y anaerobios; también se ha utilizado eficazmente para tratar infecciones intraabdominales y pélvicas mixtas.

Efectos adversos: Rash maculopapular no siempre indicativo de alergias (puede haber alergias cruzadas con cefaclor, cefalexina, loracarbef) Enfermedad del suero, hipersensibilidad retardada, dermatitis de contacto, exantema cutáneo, fiebre, urticaria de inicio tardío, diarrea, enterocolitis, encefalopatía, anemia, neutropenia, alteración de función plaquetaria, aumento reversible de las transaminasas, hipopotasemia y nefritis intersticial.

Interacciones:

✓ Alopurinol: aumenta frecuencia de exantema
✓ Anticonceptivos orales: disminución de efecto de anticonceptivos
✓ Metrotexato: aumento de toxicidad del metrotexato
✓ Probenecid: disminuye eliminación de penicilinas

Dosis infantil: VO 50mg/kg/d c/6-8hrs Mx/d:3g
IV 100-200mg/kg/d c/6hs Mx/d: 12g
Dosis de adulto: IV 1.5-3g c/6h, VO 750mg c/12h
Se mantiene dosis en pacientes con disfunción hepática
Se debe modificar en patologías renales
Amoxicilina con ácido clavulánico:

Indicada en abscesos periapicales, se puede indicar post exodoncia, similares indicaciones de amoxicilina. Inhibe cepas de estafilococos productoras de β lactamasa, *H. influenzae*, gonococos y *E. coli.* heridas por mordedura de animal o de ser humano, celulitis, e infecciones de pies en diabéticos.

Efectos adversos: Rash maculopapular no siempre indicativo de alergias (puede haber alergias cruzadas con cefaclor, cefalexina, loracarbef) Enfermedad del suero, hipersensibilidad retardada, dermatitis de contacto, exantema cutáneo, fiebre, urticaria de inicio tardío, diarrea, enterocolitis, encefalopatía, anemia, neutropenia, alteración de función plaquetaria, aumento reversible de las transaminasas, hipopotasemia y nefritis intersticial.

Interacciones:

- Alopurinol: aumenta frecuencia de exantema
- Anticonceptivos orales: disminución de efecto de anticonceptivos
- Metrotexato: aumento de toxicidad del metrotexato
- Probenecid: disminuye eliminación de penicilinas

Dosis infantil: VO 40-45mg/kg/d c/8-12Hs Mx/d: 4g

VI 90-120mg/kg/d c/6-8hs Mx/d: 4g

Dosis de adulto: IV VO 500/125mg:1 tab c/8h 875/125mg:1 tab c/12h

1000/62.5mg (2tab c/12h)

Se mantiene dosis en pacientes con disfunción hepática

Se debe modificar en patologías renales

Macrólidos:

Azitromicina:

Indicada en Tratamiento de faringitis, sinusitis, neumonía adquirida en la comunidad (incluyendo neumonía por M. pneumoniae y C. pneumoniae) e infecciones cutáneas. tratamiento de la faringitis por estreptococos b-hemolíticos del grupo A, enteritis por Campylobacter, otitis media aguda tratamiento de las infecciones diseminadas por el complejo de M. avium en pacientes con SIDA, shigelosis enfermedad de Lyme en fases tempranas, actividad antipalúdica.

Efectos adversos: diarrea, náuseas y dolor abdominal (poco frecuente)

hepatitis colestásica reversible

Interacciones:

- Anticoagulantes orales: aumenta la acción de anticoagulantes.
- Carbamazepina, Valproato: aumenta niveles de anticonvulsivantes.
- Triazolam, Midazolam: aumenta niveles de sedantes.
- Astemizol, Loratadina, Terfenadrina, Cisapride: aumenta riesgo de arritmias.
- Esteroides: aumenta niveles de esteroides.
- Digoxina: aumenta los niveles de digoxina.
- Ciclosporina: aumenta los niveles de ciclosporina.
- Zidovudina: disminuye de Zidovudina.
- Efavirenz: disminuye niveles de Macrólidos.

Dosis infantil: VO, IV 10mg/kg/día c/24hs Mx/d:1g

Dosis de adulto: VO, IV 0.5g c/24h

Se mantiene dosis en pacientes con disfunción hepática

Y en pacientes renales

Lincosamidas:

Clindamicina:

Indicada en Abscesos faciales, infecciones intraabdominales, pélvicas, ginecológicas polimicrobianas. En formación de abscesos fecales o de otras infecciones, infecciones broncopulmonares por anaerobios y, alternativa en pacientes alérgicos a la penicilina.

Tratamiento de infecciones estafilocócicas, vaginosis bacteriana, toxoplasmosis del sistema nervioso central, tratamiento de la neumonía leve o moderada por Pneumocystis jirovecii en pacientes con SIDA. La combinación de clindamicina con quinina es eficaz para el tratamiento del paludismo por *P. falciparum*

Efectos adversos: Exantemas, fiebre e infrecuentes casos de eritema multiforme, anafilaxia, diarrea, colitis seudomembranosa, elevación reversible y leve de niveles de transaminasas, casos infrecuentes de hepatotoxicidad franca, como ictericia asociada a lesión hepatocelular, neutropenia reversible, trombocitopenia, agranulocitosis, hipotensión y cambios electrocardiográficos y paro cardiopulmonar.

Interacciones:

- Relajantes musculares: aumenta la acción de los relajantes
- Cloranfenicol y Macrólidos: antagonismo
- Ciclosporina: reduce efecto de ciclosporina
- El fosfato de Clindamicina es incompatible con ampicilina, difenilhidantoína, barbitúricos, aminofilina, gluconato cálcico, sulfato de Mg.

Dosis infantil: VO 25mg cada 6 hrs
Dosis de adulto: VO 300 mg c/6 h o 600 mg c/8 h.
IV/IM: 600-900 mg c/8 h.
En pacientes con patologías hepáticas: Ajustar dosis en caso de falla hepática severa, se sugiere reducir dosis en un 25-50%

No se modifican dosis en patologías renales

Nitroimidazoles:

Metronidazol:

Indicada en Infecciones causadas por anaerobios sensibles, Colitis por *Clostridium difficile,* Erradicación de *Helicobacter pylori*, Vaginosis bacteriana, Vaginitis por Trichomonas, Amebiasis (intestinal o extraintestinal), Giardiasis, Acné rosácea, víctimas de ataque sexual

Efectos adversos: Neuropatía periférica, ataxia, disartria y lesiones en el núcleo dentado cerebeloso, náuseas, molestias epigástricas, anorexia, emesis, diarrea o estreñimiento, pancreatitis y hepatitis, percepción metálica gustativa, glositis, estomatitis, xerostomía, sobrecrecimiento de Cándida, erupción cutánea maculopapular, o pustulosa, broncoespasmo, oscurecimiento de la orina con coloración marrón-rojiza fuerte, disuria, cistitis, incontinencia, disminución de la libido, fiebre, neutropenia reversible, tromboflebitis, rinoconjuntivitis inmediata

Interacciones:

- Fenobarbital, Fenitoína, rifampicina, prednisona: disminuyen niveles de Metronidazol
- Anticoagulantes orales: aumenta la acción de anticoagulantes
- Alcohol, Amprenavir: efecto de tipo disulfiram
- Disulfiram: reacciones psicoticas, muerte súbita
- Amiodarona: taquicardia supraventricular en entorchado, taquicardia ventricular.
- Carbamazepina: mareos, diplopía, náuseas, aumento de concentraciones de carbamazepina
- Cimetidina: incremento de concentración de ciclosporina
- Cisaprida: inhibe metabolismo de Cisaprida
- Litio: incrementa concentraciones de Litio, retención renal,
- Tacrolimús y Warfarina: aumento de dichos medicamentos.
- Antiácidos que contienen aluminio o Mg: disminuye

biodisponibilidad de Metronidazol

Dosis infantil: Dosis inicial 15 mg/kg; mantenimiento 7,5 mg/kg cada 6 horas

Dosis de adulto: VO. Dosis habitual de 500 mg cada 6 horas, Mx/d: 4 g/día;

Ajustar dosis en pacientes con patologías renales y hepáticas.

Cálculo de dosis infantil:

Hagamos este capítulo con un ejemplo de cálculo de antibiótico.

Paciente 10kg de peso a quien se administra Amoxicilina con ácido clavulánico 250mg/62.5mg/5ml la dosis de la amoxicilina es de 40mg/kg/día estas dosis se pueden conseguir en aplicaciones como Medscape, o en pediadosis.

Paso #1	Paso #2	Paso#3
Peso del paciente	Dosis de antibiótico 40mg/kg/día	Convertir a ml a partir de la presentación (250mg/62.5mg/5ml)
10kg	40mg............. 1 kg ?mg.............10kg	250mg...............5ml 400mg...............?ml
	40x10=400mg al día	400x5/250=8ml al día
		Por lo que debemos dividir según el numero de veces que se administrará el medicamento
		Si es c/8Hrs se divide entre 3 Si es c/6hrs se divide entre 4 Si es 2 veces al día se divide entre 2

Situaciones sistémicas: Patologías renales

Tipos de eliminación de fármacos, los fármacos pueden eliminarse de diferentes formas entre ellas se encuentran la eliminación renal, hepática o por metabolismo hepático y renal

Eliminación renal	Eliminación por metabolismo hepático	Eliminación renal/metabolismo
• Betalactamicos		• Linezolid
• Aminoglucosidos		• Moxifloxacino
• Glucopeptidos	• Macrolidos	• Sulfamidas
• Levofloxacino	• Lincosamidas	• ciprofloxacino
• Daptomicina	• Aminofenicoles	
• Polipeptidos	• Macrolidos	
• Etambutol	• Nitroimidazoles	
• Antiherpeticos	• Rifamicinas	
• Antigripales	• Isoniazida	
• Inhibidores de la transcriptasa analogos	• Pirazinamida	Otras vias de eliminación (biliar...)
	• Atoles	
	• Equinocandinas	
	• Terbinafina	
	• Inhibidores de la proteasa	• Tetraciclinas
	• Inhibidores de la transcriptasa no análogos	• Glicinciclinas
		• Anfotericina B

Que hacer en caso de patologías renales:

- Se debe considerar depuración de creatinina

- mg/kg/día

- +50ml/min

- 10-50ml/min

- -10ml/min

- Existen varias formas de calcular la depuración de creatinina entre ellas están:

- Fórmula habitual: Ccr: [Diuresis (orina/24h) x Cr orina (mg/dl)] , [1440 x Cr plasma (mg/dl)].

- Fórmula de Cockcroft y Gault: [(140 - edad (años)) x Peso(kg)] , [Cr plasma (mg/dl) x 72] , para varones. Y la misma fórmula, pero multiplicado por 0,85 para mujeres.

Que hacer en caso de patologías hepáticas:

En caso de patologías hepáticas se pueden diferenciar 3 tipos de grupos de antibióticos en la cual puede considerarse mantener dosificación usual, ajustar dosificación en caso de falla hepática severa con reducción del 25-50%, o evitar el uso de dicho antibiótico.

En este sentido podemos mantener la dosificación en el caso de las Penicilinas, Cefalosporinas (exceptuando cefuroxima axetil, ceftriaxona,y cefoperazona) en donde se debe ajustar dosis 25-50% al igual que en el caso de los carbapenemicos, aminoglucósidos, macrólidos, trimetoprim-sulfametozasol, quinolonas, moxifloxacina, clindamicina, metronidazol, y linezolid.

Con respecto a los medicamentos los cuales debemos evitar el uso entre estos se pueden mencionar: el cloranfenicol, la rifampicina y la doxiciclina.

Que hacer en caso de pacientes alérgicos:

Las reacciones alérgicas se manifiestan de forma más frecuente en el grupo de las penicilinas sin embargo son poco frecuentes apenas conformando un 10% y de este sólo el 10-20% realmente muestra una hipersensibilidad a la penicilina.

En la mayoría de los casos, las reacciones alérgicas son de tipo retardado y se manifiestan por un exantema cutáneo y fiebre.

Las reacciones de tipo inmediato con edema laríngeo, urticaria y shock anafiláctico son mucho menos frecuentes.

A pesar de ser tan infrecuentes siempre estarán contraindicadas las penicilinas en este tipo de pacientes.

En este sentido debemos utilizar otros medicamentos siendo el de 1ra elección la clindamicina, como 2da opción la azitromicina y en casos más extremos moxifloxacino el cual es más recomendable en casos de sinusitis o vías respiratorias, pero de todas las quinolonas la más aceptable para cavidad bucal en caso de no contar con otro antibiótico es este.

En caso de pacientes embarazadas

Existen clasificaciones de la OMS en donde se clasifican a los fármacos como antibióticos de acceso, precaución y último recurso y por otra parte también según la FDA nuevos apartados en donde se incluye embarazo, lactancia, y potencial reproductivo en hombres y mujeres, con subcategorías de registros, consideraciones clínicas, datos, y resumen de riesgos, para explicar mejor en cómo afecta cada fármaco en cada una de las etapas desde la planificación familiar hasta la lactancia, por otra parte muchos artículos todavía siguen la clasificación aprobada por la FDA en 1979 en la cual los medicamentos se clasifican en un sistema de letras A,B,C,D,X

Clasificación de Fármacos según Riesgo Teratogénico. FDA (Food and Drug Administration)

A: No hay riesgo para el feto durante ningún trimestre de gestación, Medicamentos considerados "Seguros".

B: En animales no ha demostrado riesgo de malformaciones, El uso de estos medicamentos se acepta durante el embarazo.

C: En animales ha demostrado originar malformaciones, pero no en gestantes, Medicamentos para los que no puede descartarse riesgo teratogénico.

D: Originan malformaciones en animales, pero no hay estudios en mujeres. O hay evidencias de riesgo fetal pero el beneficio supera el riesgo esperado, medicamentos que han demostrado causar teratogenia, pero el riesgo para el feto sin administrar el fármaco supera los riesgos del mismo.

X: Efectos teratógenos demostrados en mujeres gestantes y animales. El riesgo supera el beneficio esperado, medicamentos de alto riesgo, absolutamente contraindicados en el embarazo.

Fármacos que pueden emplearse con seguridad en pacientes embarazadas o lactantes

Antibióticos

- 1ra Elección

Penicilina, amoxicilina y cefalosporinas, las 3 consideradas como tipo B, pueden ser utilizadas tanto en el embarazo como en la gestación.

- Otras opciones de tratamiento

Eritromicina (No usar Estolato), Metronidazol (Usar con Precaución después del 1er trimestre solo administrar por 24-72hrs y también utilizar con precaución durante la lactancia), Ampicilina, Carbecilina (Usar con Precaución) Oxacilina, Clindamicina, Clorhexidina, todas estas se consideran tipo B por lo cual pueden ser utilizadas en gestación y lactancia siempre y cuando se tomen las precauciones mencionadas en cada caso.

Analgésicos

En estos casos se sugiere utilizar acetaminofén, ya que es el único considerado de tipo B, el resto de los AINEs son considerados tipo C, sin embargo, no se debe abusar en el tiempo de uso debido a que el mismo puede causar posteriormente en los nacidos Déficit de atención como algunas de las complicaciones.

Anestésicos

Se consideran como tipo B a la lidocaína, Etidocaína, y prilocaína, cualquiera de estas puede ser utilizadas de forma prudente.

Indicaciones antibióticas en un paciente con Lupus eritematoso

Entre las patologías más interesantes podemos encontrar el Lupus en todos estos pacientes debemos realizar una interconsulta previa, en el caso de los pacientes con Lupus eritematoso Sistémico, se debe evitar el uso de estos antibióticos debido a que pueden exacerbar el cuadro clínico, entre ellos se encuentran: Los medicamentos sulfatados que aumentan la sensibilidad al sol, como el trimetoprima-sulfametoxazol; el sulfisoxazol; la tolbutamida; la sulfasalazina; Los medicamentos del grupo de las tetraciclinas que aumentan la sensibilidad al sol, como la minociclina, la penicilina u otros antibióticos como la amoxicilina; la ampicilina; y la cloxacilina. En estos pacientes es más recomendable el uso de la clindamicina.

Por otra parte, también debemos de estar pendientes en realizar una profilaxis antibiótica previa al tratamiento dental cuando esta incluya los criterios (ver profilaxis antibiótica)

Principales interacciones farmacológicas a tener en cuenta.

Penicilinas

Este grupo presenta interacciones con:

- Metrotexato: aumento de toxicidad del metrotexato

- Probenecid: disminuye eliminación de penicilinas

- Alopurinol: aumenta frecuencia de exantema

- Anticonceptivos orales: disminución de efecto de anticonceptivos

Cefalosporinas

Este grupo presenta interacciones con:

- Aminoglucósidos y furosemida: aumenta toxicidad renal

- Probenecid: disminuye de eliminación de cefalosporinas

3ra y 4ta generación

- Ciclosporina: aumenta los niveles de ciclosporina

- Anticoagulantes: aumenta riesgo de sangrado

- Alcohol: efecto disulfiran

Carbapenemicos

Este grupo presenta interacciones con:

- Ganciclovir: aumenta riesgo de convulsiones

- Valproato: aumenta los niveles de Valproato

- Anticoagulantes: aumenta el efecto de los anticoagulantes

- Disminuye el efecto terapéutico de la vacuna fiebre tifoidea viva atenuada y antituberculosa.

- Disminuye los niveles de ácido valproico.

- Probemecid: disminuye de eliminación de carbapenemes

Monobalactámicos

Este grupo tiene interacciones con:

• Puede disminuir el efecto terapéutico de la vacuna BCG y la respuesta inmunológica de Vacuna antitifoidea: y de vacuna de fiebre tifoidea atenuada (Ty21a).

Glucopéptidos (Vancomicina)

Este grupo presenta interacciones con:

- Aminoglucósidos: aumenta toxicidad renal y ótica

- Anfotericina B: aumenta toxicidad renal

- Es incompatible en soluciones intravenosas con otros compuestos, como el cloranfenicol, lameticilina, los corticoides, la aminofilina, los barbitúricos, las tiazidas, la difenilhidantoína, el bicarbonato de sodio y el sulfisoxazol

- Colestiramina y Heparina: reduce efectividad de la Vancomicina

- Agentes anestésicos: de reacciones anafilactoides e hipotensión

Aminoglucósidos

Este grupo tiene interacciones con:

- Anfotericina B, glucopéptidos, ciclosporina, AINES, contraste radiológico: aumenta toxicidad renal

- Bloqueantes neuromusculares: aumenta acción de bloqueantes durante la anestesia

- Ac.Etacrínico y Furosemida: aumenta la toxicidad ótica

- Estreptomicina: Efectos vestibulares, Afecta función del nervio auditivo.

Macrólidos (eritromicina/azitromicina)

Este grupo tiene interacciones con:

- Anticoagulantes orales: aumenta la acción de anticoagulantes.

- Carbamazepina, Valproato: aumenta niveles de anticonvulsivantes.

- Triazolam, Midazolam: aumenta niveles de sedantes.

- Astemizol, Loratadina, Terfenadrina, Cisapride: aumenta riesgo de arritmias.

- Esteroides: aumenta niveles de esteroides.

- Digoxina: aumenta los niveles de digoxina.

- Ciclosporina: aumenta los niveles de ciclosporina.

- Zidovudina: disminuye de Zidovudina.

- Efavirenz: disminuye niveles de Macrólidos.

Quinolonas

Este grupo posee interacciones con:

- Ciclosporina y Diazepam aumento de nefrotoxicidad y concentración de estos medicamentos

- Warfarina favorece el efecto anticoagulante

- No se debe administrar en conjunto conaminofilina, amoxicilina ni flucloxacilina. Debido a que forma precipitados

- La morfina reduce la concentración sérica del ciprofloxacino

- Los fármacos antidiabéticos elevan efecto hipoglicemiante

- Antiácidos que contienen aluminio, magnesio o calcio, sucralfato, FeSO4, regímenes de multivitamínicos-minerales reduce la biodisponibilidad oral de las quinolonas, El sucralfato, reduce la absorción de las quinolonas.

- Las quinolonas reducen la eliminación de las metilxantinas teofilina y cafeína.

- AINE´s pueden afectar a los efectos estimulantes, crisis comiciales

- La tizinadina, puede provocar hipotensión, somnolencia y disminución del funcionamiento psicomotor.

Lincosamidas (Clindamicina)

Este grupo tiene interacciones con:

- Relajantes musculares: aumenta la acción de los relajantes

- Cloranfenicol y Macrólidos: antagonismo

- Ciclosporina: reduce efecto de ciclosporina

- El fosfato de Clindamicina es incompatible con ampicilina, difenilhidantoína, barbitúricos, aminofilina, gluconato cálcico, sulfato de Mg.

Cloranfenicol

Este grupo tiene interacciones con:

- Anticonvulsivantes: aumentan niveles de Fenitoína y Fenitoína

- Anticoagulantes orales: aumenta la acción de anticoagulantes

- Rifampicina: disminuye niveles de Cloranfenicol

- Ampicilina: antagonismo para *S. pneumoniae*

- Aminoglucósidos: antagonismo para *E. coli*

- Penicilinas y Cefalosporinas: disminuye efecto bactericida de Penicilina y Cefalosporinas.

- Inhibidores de proteasas: aumenta niveles de ambos medicamentos

- Ciclosporina Se eleva la concentración de ciclosporina

- Cimetidina Posible efecto aditivo o sinérgico sobre la depresión de la médula ósea, anemia aplásica mortal

- Ciclofosfamida Se reduce la eficacia de la ciclofosfamida

- Sulfonilureas El metabolismo de las sulfonilureas puede verse reducido

- Tacrolimús disminución del metabolismo del tacrolimús

- Vacuna tifoidea Puede disminuir el efecto terapéutico de la vacuna Tifoidea con cepas vivas atenuadas Ty21a

Metronidazol

Este grupo tiene interacciones con:

- Fenobarbital, Fenitoína, rifampicina, prednisona: disminuyen niveles de Metronidazol

- Anticoagulantes orales: aumenta la acción de anticoagulantes

- Alcohol, Amprenavir: efecto de tipo disulfiram

- Disulfiram: reacciones psicoticas, muerte súbita

- Amiodarona: taquicardia supraventricular en entorchado, taquicardia ventricular.

- Carbamazepina: mareos, diplopía, náuseas, aumento de concentraciones de carbamazepina

- Cimetidina: incremento de concentración de ciclosporina

- Cisaprida: inhibe metabolismo de Cisaprida

- Litio: incrementa concentraciones de Litio, retención renal,

- Tacrolimús y Warfarina: aumento de dichos medicamentos.

- Antiácidos que contienen aluminio o Mg: disminuye biodisponibilidad de Metronidazol

Tetraciclina

Este grupo tiene interacciones con:

- Los alimentos: disminuyen la absorción en un 50%

- Cationes bivalentes o trivalentes (aluminio,

- calcio, magnesio, hierro, zinc), Caolina y pectina, Subsalicilato de bismuto, Bicarbonato sódico, Cimetidina:

- Disminuyen la absorción de la tetraciclina

- Metoxiflurano o anestésicos fluorados Producen nefrotoxicidad (administración simultánea)

- Diuréticos: Producen un aumento de los niveles de nitrógeno ureico en sangre

- Anticoagulantes orales: Aumenta el riesgo de hemorragias

- Anticonceptivos orales: Disminuyen los niveles de anticonceptivos

- Antibióticos: Pueden reducir la acción antimicrobiana de los

- aminoglucósidos y las penicilinas

Trimetoprim sulfametoxazol

Este grupo tiene interacciones con:

- Ácido acetilsalicílico: aumenta actividad de las Sulfonamidas

- Clorpropamida, tolbutamida: aumento del efecto hipoglucemiante

- Diuréticos tiazídicos, tiopental, barbitúricos, fenitoína y los agentes uricosúricos: potenciación de estos fármacos

- Indometacina, la fenilbutazona, los salicilatos, el probenecid y la sulfinpirazona, aumenta la actividad de las sulfamidas

- Ciclosporina, anticonceptivos orales: reducción de efecto del fármaco

- Procaína y otros anestésicos locales derivados del PABA: disminuye actividad de las sulfamidas

- Metenamina: formación de precipitados urinarios insolubles.

- Rifampicina: aumenta los niveles de Rifampicina.

- Metrotexato: aumenta supresión medular.

- Warfarina: aumenta la acción de la Warfarina

Trimetoprim sulfametoxazol

Fármacos que pueden aumentar la concentración de TMP-SMX

- Carbamazepina, Fenitoína, Fenobarbital, Rifampicina, Rifapentina, Secobarbital

Fármacos usados con TMP-SMX que pueden causar toxicidad

- Amantadina (delirio), Antagonistas del receptor de angiotensina (hiperpotasemia), Ciclosporina (nefrotoxicidad), IECA (hiperpotasemia), Metotrexato (anemia), Pirimetamina (anemia), Sulfonilureas (hipoglucemia), Warfarina (hipoprotrombinemia)

La TMP-SMX puede aumentar las concentraciones farmacológicas de

- Amiodarona, Bosentano, Dapsona, Fenitoína, Fluoxetina, Glimepirida, Glipizida, Losartán, Montelukast, Nateglinida, Paclitaxel, Pioglitazona, Repaglinida, Rifampicina, Rosiglitazona, Warfarina, Zafirlukast

Rifampicina

Este grupo tiene interacciones con:

- Fenobarbital,fenitoína: disminuye niveles de anticonvulsivantes

- Trimetropim/ Sulfametoxasol, Fluconazol, Itraconazol, Ketoconazol: disminuye niveles de Imidazoles aumenta niveles de Rifampicina

- Cloranfenicol: disminuye niveles de Cloranfenicol

- Doxiciclina: disminuye niveles de Doxiciclina

- Telitromicina: disminuye niveles de Telitromicina

- Cimetidina: disminuye niveles de Cimetidina

- Diazepam: disminuyen niveles de Diazepam

- Digoxina: disminuyen niveles de Digoxina

- Esteroides: disminuye niveles de esteroides

- Inhibidores de proteasa: disminuyen los niveles de proteasa, aumentan niveles de Rifampicina

- Anticoagulantes orales: disminuye la acción de anticoagulantes

- Anticonceptivos orales: disminuyen niveles de anticonceptivos

- Ciclosporina: disminuyen niveles de ciclosporina

- Paracetamol: hepatotoxicidad

Notas importantes a tener en cuenta

Importante

Se han mencionado los antibióticos más utilizados en cavidad bucal, considerando su espectro antimicrobiano, sin embargo, en la realidad es muy diferente, por ejemplo, muchas veces un absceso facial a pesar de realizar un drenaje e indicar una medicación adecuada no mejora el cuadro clínico, originando mucha frustración al odontólogo o al especialista tratante.

¿Por qué ocurre esto?

Esto ocurre debido a que en cavidad bucal muchas veces podemos encontrar microorganismos los cuales no deberían de encontrarse allí, ejemplos de infecciones nosocomiales de hospitales, ancianatos u otros centros pueden afectar de igual forma, por lo cual siempre es recomendable cuando tengamos este tipos de infecciones realizar la toma de muestra para procesar un cultivo, Gram y antibiograma, indicando la medicación que le administraremos a nuestro paciente con la finalidad de evaluar si la bacteria es o no resistente a la misma y poder indicar una mejor calidad de tratamiento.

Recordemos que los antibióticos no hacen milagros...

Si bien es muy necesario para el tratamiento de las infecciones, debemos estar conscientes que un antibiótico indicado de forma errónea o sin realizar la eliminación del agente causal no tiene ninguna función. Es por ello que ya en infecciones odontogénicas no se aplica indicar antibióticos días previos a la exodoncia o endodoncia, sino por el contrario indicar la eliminación del agente causal y complementar con un antibiótico que tenga las características requeridas según el tipo de infección considerando el tipo de microorganismos que la componen y dentro de las posibilidades realizar además un cultivo Gram, y antibiograma es la decisión más acertada.

Profilaxis antibiótica

La profilaxis antibiótica es un tema muy polémico debido a que no todos los profesionales saben cuándo utilizarla y cuando no, en este sentido podemos decir que están indicados principalmente para evitar infecciones a distancia, por lo cual se administran a dosis altas ATB específicos antes del procedimiento bucal especialmente los que pueden generar sangrado, lo cual permitiría la introducción al torrente sanguíneo de los microorganismos específicos causantes de dichos procesos, tal es el caso de la endocarditis infecciosa o las infecciones de prótesis articulares.

Sin embargo, se deben considerar también las condiciones sistémicas como el SIDA, las inmunodeficiencias primarias o secundarias, como leucemias, desnutrición o diabetes mal controlada, las cuales, por el estado físico desfavorable de la persona, podrían favorecer el desarrollo de infecciones producidas por microorganismos que en un organismo inmunológicamente competente serían inocuos.

¿Qué es la endocarditis?

Se trata de una afección del endotelio que recubre las cavidades del corazón, en la que proliferan los microorganismos causales. La lesión característica que se presenta es la vegetación, que consiste en una masa de plaquetas, fibrina, colonias de microorganismos y escasas células inflamatorias (trombosis séptica). Esta se genera a partir del ingreso al torrente sanguíneo de un volumen suficiente de bacterias (generalmente *Streptococcus viridans*); el lugar de origen de éstas suele ser la cavidad bucal, el aparato digestivo o genitourinario.

Cuando las bacterias circulan a través de la sangre pueden impactarse sobre sitios susceptibles en el corazón, como son el tejido sobre el que están implantados aditamentos o válvulas protésicas, en el lado del corazón de menor presión ante un defecto del tabique interventricular que genere corrientes de chorro o remolino, sobre materiales para la corrección de defectos cardiacos congénitos, o bien zonas de exposición de tejidos conectivos resultantes de procesos patológicos o quirúrgicos. Al proliferar, los microorganismos quedan atrapados entre la malla de fibrina y plaquetas; estos elementos constituyen un obstáculo mecánico para la acción de la respuesta inmunitaria que además impide la actividad de los fagocitos, antibióticos y otros fármacos, por lo que los microorganismos quedan protegidos contra los mecanismos de defensa.

Cuando la endocarditis infecciosa no es tratada, la proliferación de microorganismos causa daño progresivo y acumulable por penetración directa de la pared del corazón, como pericarditis supurada. Al estar la infección en contacto con la sangre, los microorganismos y las vegetaciones contaminadas pueden desprenderse, salir del corazón y producir daños en otros órganos, de los cuales los riñones, bazo y cerebro, son los más frecuentes , por otra parte, también pueden ser causa de embolias sépticas o abscesos, erosión de válvulas cardiacas o las cuerdas tendinosas y producir insuficiencia valvular repentina, con descompensación cardiaca aguda.

Clasificación de la endocarditis

La endocarditis puede ser aguda cuando su evolución es súbita y se presenta en individuos con corazones sanos, esta generalmente se manifiesta en pacientes inmunosuprimidos o adictos a drogas intravenosas. Con respecto a los microorganismos que podemos conseguir en esta afección usualmente son de alta virulencia tal como lo es el estafilococo dorado.

También puede presentarse de una forma subaguda esta suele presentarse en pacientes con defectos cardiacos congénitos, valvulopatías, prótesis valvulares, infecciones endocárdicas previas, entre otros elementos de riesgo. Su evolución es insidiosa y las características del cuadro clínico son inespecíficas (fiebre, malestar general, entre otros) en este caso suele ser causado por *Streptococcus viridans*.

Manifestaciones clínicas

- Endocarditis infecciosa aguda:

Se presenta de forma rápida cursando con fiebre héctica o séptica, acompañado de lesión cardíaca acelerada, con producción de embolias sistémicas lo cual puede evolucionar hasta causar la muerte del paciente.

- Endocarditis infecciosa subaguda:

Es lenta y progresiva con daño estructural cardíaco, puede complicarse con embolias, septicemia sin embargo en la mayoría de los casos mantiene esta evolución gradual en donde se presenta un cuadro de malestar general, fiebre de baja intensidad, sudoración nocturna, pérdida de peso sin una causa dietética asociada, y lo más característico es que en estos casos los pacientes son portadores de prótesis o poseen algún otro aditamento, trastornos valvulares adquiridos o congénitos, es decir que ocurre por un trastorno previo el cual por falta de profilaxis puede agravarse a este punto a diferencia de la anterior que es originada usualmente en pacientes drogadictos.

¿Cuál es el pronóstico de un paciente con endocarditis?

Para responder esta pregunta es necesario inicialmente considerar factores tales como: la edad la cual entre más avanzada tiene un pronóstico más reservado, los trastornos sistémicos graves concomitantes, el diagnóstico que al ser temprano mejora el pronóstico, la afección de válvulas protésicas o de válvula aortica, los microorganismos ante los cuales estamos presentes y su resistencia a los antibióticos, así como las complicaciones intracardiacas y neurológicas serias.

En este sentido podemos decir que el porcentaje de supervivencia global para los pacientes con endocarditis causada por *Streptococcus viridans*, microorganismos del grupo HACEK o enterococos es de 85 a 90 % y en el caso de endocarditis por *S. aureus* en pacientes que no son usuarios de drogas por vía intravenosa, las tasas de supervivencia son de 55 a 70%.

¿Por qué se deben considerar a las prótesis articulares dentro del esquema de profilaxis?

En los últimos tiempos la sobrevida de la población ha llevado a la cotidianeidad los procedimientos reemplazo de articulaciones en los cuales los más frecuentes son los de cadera y rodilla.

En este sentido las infecciones de prótesis articulares se observan como complicaciones poco frecuentes, a pesar de ello, pueden ocurrir durante el acto quirúrgico operatorio o inmediatamente después; con menor frecuencia se afectan tardíamente o son secundarias a siembras hematógenas.

La bacteriemia asociada a infección aguda en la cavidad oral, piel, sistema respiratorio, gastrointestinal y urogenital o en otros sitios, también puede causar una infección del implante de manera tardía.

Con respecto a las manifestaciones clínicas de infección estas pueden ser agudas presentándose con fiebre, dolor y signos inflamatorios locales, y siendo causadas usualmente por *S. aureus*, estreptococos piógenos y bacilos intestinales, esta debe ser tratada de forma inmediata para evitar mayores complicaciones, por lo cual todos estos pacientes al ser sometidos a procedimientos bucales invasivos o que tienen otras infecciones tienen un mayor riesgo de infección de la prótesis vía diseminación hematógena. No obstante, los pacientes con materiales de osteosíntesis u otros materiales ortopédicos que no están dentro de una articulación sinovial, no tienen una mayor posibilidad para la siembra hematógena por microorganismos por lo cual estos últimos no requieren de profilaxis antibiótica.

Otros individuos en riesgo son quienes sufren artritis reumatoide, aquellos que han sido sometidos a una intervención quirúrgica previa de esa misma articulación y los pacientes bajo terapia inmunosupresora o con inmunosupresión.

Algunas de las condiciones que requieren de profilaxis

La realización de profilaxis siempre depende de la bibliografía consultada en este sentido todas presentan discrepancias, en general se pueden mencionar:

- Causas cardíacas:

Pacientes con cardiopatías acianóticas o con cianosis tardía como la comunicación interventricular (CIV), persistencia del conducto arterioso, estenosis pulmonar, o coartación de la aorta.

Cardiopatías congénitas tales como la tetralogía de Fallot, anomalía de Eibstein, Atresia pulmonar o tricúspidea y trasposición de grandes vasos

- Causas inmunológicas:

Lupus eritematoso sistémico, Dermatomiositis, Púrpura de Henoch-Schönlein y trombocitopénica idiopática, Artritis idiopática juvenil, síndrome antifosfolipídico, enfermedad de Kawasaki, VIH (considerando carga viral) y todas aquellas enfermedades que causen inmunodepresión o inmunosupresión

- Causas hemato-oncológico:

Todo paciente con lesiones cancerígenas que se encuentren con una terapia antineoplásica, así como pacientes con trasplante de células madre en tratamiento inmunosupresor

- Causas nefrológicas:

Todo paciente con tratamiento inmunosupresor, síndrome nefrótico, síndrome nefrítico, pacientes con tratamiento de diálisis, y pacientes con trasplante renal

¿En qué actividades odontológicas debemos realizar la profilaxis?

Entre los principales procedimientos bucales considerados de alto riesgo para generar bacteriemia se encuentran: los detartrajes, raspado y alisado radicular, tratamientos de conductos que puedan sobrepasar el límite, extracciones dentales, así como todos los procedimientos quirúrgicos como cirugía ósea, reimplantes, trasplantes dentarios, injertos, cirugía tumoral, cirugía periodontal, ortopédica, traumatológica, y periapical.

¿Cuándo no se recomienda la profilaxis?

No se sugiere en operatoria dental, en uso de grapas atraumáticas, para colocación de sellantes de fosas y fisuras, colocación de flúor, prótesis de tipo Inlay u Onlay, colocación de provisionales, tratamientos de conducto en donde no se rebase la unión cementodentinaria, colocación de endopostes, toma de radiografías o de impresiones, remoción de puntos de sutura, ningún procedimiento ortodóntico (excepto colocación de bandas), prótesis removibles y exfoliación de dientes temporales.

Métodos de prevención con Antibióticos (profilaxis antimicrobiana)

Se ha mantenido a lo largo del tiempo el esquema propuesto por la AHA desde el 2007

Vía oral:

Amoxicilina: en el caso de adultos se indica 2gr y en el caso de los niños 50mg/kg peso, en caso de alergias se puede indicar clindamicina 600mg VO para adultos o 20mg/kg, cefalexina 2gr adulto o 50mg/kg en niños y la azitromicina o claritromicina 500mg o 15mg/kg.

Vía Endovenosa o intramuscular:

Ampicilina 2gr en adultos o 50 mg/kg en niños, en caso de alergias Cefazolina o ceftriaxona 1gr en adultos o 50mg/kg en niños o clindamicina 600 mg en adultos o 20mg/kg en niños

Recordemos que todos estos esquemas se realizan 1 hr antes del procedimiento.

Métodos de prevención no Antibióticos

Controlar el estado gingivoperiodontal antes de programar cualquier procedimiento de tipo electivo, así como cualquier estomatitis viral o micótica, optimizar tiempo operatorio, prescribir uso de enjuagues antisépticos ligeros, para uso cotidiano y de igual forma usar enjuagues o aplicaciones directas de clorhexidina al 0.2% antes de cada sesión (10 mL durante un minuto)

Anestésicos locales

1. Cálculo de dosis de anestésico
2. Mecanismo de acción del anestésico
3. Tipos de anestésico
4. Componentes del cartucho
5. Vasoconstrictores utilizados
6. Consideraciones de los vasoconstrictores
7. Indicación de anestésico en situaciones especiales

Cálculo de dosis de anestésico

Para comprender esto realizaremos el cálculo con 3 pasos simples, antes de esto recordemos que necesitamos determinar cuánto anestésico existe en un cartucho y cuanto es la cantidad máxima que puede utilizar nuestro paciente, para ello Malamed realizó un cuadro con las dosis por mg/kg peso según el anestésico, así como la dosis máxima de cada uno, este cuadro se ha actualizado con el pasar del tiempo. En este sentido en la 6ta edición refiere que las dosis máximas de los más utilizados son:

Lidocaína se calcula en base a 7mg/kg

Anticaída con epinefrina de igual forma

Bupivacaina 2mg/Kg

Posteriormente a reconocer las dosis máximas de cada uno de los anestésicos se realiza el cálculo del anestésico con los siguientes 3 pasos:

Paso #1	Paso #2	Paso#3
Cuantos mg? de anestésico hay en cada tubo	Dosis máxima según peso corporal	Dosis máxima en cartuchos
100ml------2g 100ml-----2000mg 1ml--------20mg	10kg x 7mg = 70mg	1 cartucho---36mg X cartuchos—70mg
1.8ml------- X 1 cartucho---36mg		= 1.94 cartuchos

Mecanismo de acción del anestésico

Posteriormente a conocer cómo se calcula el anestésico debemos reconocer como actúa el anestésico, en este sentido podemos decir que el anestésico impide la génesis y la conducción de un impulso nervioso por lo cual es una barrera química entre la fuente del impulso y el cerebro, por otra parte, este efecto dura solo mientras está bajo la acción del anestésico local para luego desaparecer una vez transcurra el efecto.

Los anestésicos locales se componen de 3 grupos

- Grupo hidrofóbico: el cual se compone a su vez de un anillo aromático, determinante de la liposolubilidad, a mayor liposolubilidad mayor potencia.
- Grupo hidrofílico: una amina secundaria o terciaria, que contribuye con su difusión sanguínea y ionización.
- Cadena intermedia la cual posee un enlace de tipo Ester o Amida y contribuye a la duración de la acción y su toxicidad

Anatomía

La neurona:

Es la unidad estructural del sistema nervioso capaz de transmitir mensajes entre el SNC y cualquier parte del cuerpo existen neuronas sensitivas aferentes y motoras o eferentes y su estructura difiere una de la otra con respecto a sus partes tenemos la zona dendrítica que contiene ramificación de terminaciones nerviosas libres que responden ante una estimulación producida por los tejidos en donde se sitúan y generan un impulso que se transmiten en dirección central a lo largo del axón, esta es una estructura delgada que tiene una terminal en forma de dendritas también y estas a su vez forman sinapsis con varios núcleos en el SNC.

El axón:

Es un cilindro largo de citoplasma neuronal (axoplasma) envuelto en una membrana nerviosa o axolema al igual que el resto de las células posee un cuerpo celular y un núcleo, el axoplasma es una sustancia gelatinosa que está separada de los líquidos extracelular por una membrana nerviosa continua también puede estar cubierta por una capa de mielina aislante rica en lípidos.

Recordemos que las membranas plasmáticas tienen dentro de sus componentes carbohidratos, lípidos y proteínas en estas últimas tenemos proteínas de transporte como los canales, bombas, o portadoras y los receptores, en el caso de las células nerviosas separa las concentraciones iónicas en el interior del axón a las que se encuentran situadas por fuera.

Al estar en reposo impide el paso de sodio, potasio y cloro contra sus gradientes de concentración cuando pasa el impulso nervioso hay un aumento de conductividad permitiendo el paso de iones de sodio y potasio en contra de sus gradientes a través de la membrana nerviosa este movimiento de iones genera una fuente energética inmediata para la conducción del impulso a lo largo del nervio.

Después de estimularse seguirán las siguientes fases:

1. Una fase de despolarización lenta
2. Posteriormente a esto se produce una fase de despolarización muy rápida denominada potencial umbral
3. Y finalmente una despolarización rápida donde se invierte el potencial eléctrico y cambia de un valor (-) a uno (+)
4. Posteriormente reinicia el proceso de repolarización hasta que vuelve alcanzar el nuevo potencial de reposo -70mV

Esto ocurre a penas en segundos. Por lo tanto, los anestésicos contribuyen al proceso de bloqueo de impulso a través de estos mecanismos:

- Alterar el potencial de reposo básico de la membrana nerviosa
- Alterar el potencial del umbral
- Disminuir la velocidad de despolarización
- Prolongar la velocidad de repolarización

¿Los anestésicos son vasoconstrictores o vasodilatadores?

Los anestésicos por naturaleza son vasodilatadores por lo cual existe un aumento en la absorción del anestésico local hacia la sangre reduciendo su duración y calidad del control analgésico y aumentando su concentración sanguínea y la posibilidad de sobredosis, el único que produce vasoconstricción sin necesidad de vasoconstrictores es la cocaína. La cual actualmente es muy poco utilizada por su potencial efecto adictivo.

Tipos de anestésicos

Según el tipo de cadena intermedia que el anestésico posea se puede clasificar a los anestésicos en 2 grupos:

El grupo Amino amida y el grupo Amino éster, la principal diferencia radica en la metabolización de cada uno, los aminos ésteres o también conocidos como ésteres son hidrolizadas en el plasma por las seudocolinesterasa o también conocidas como esterasas plasmáticas, por su parte las amino amidas o el grupo Amida es degradada a nivel hepático.

Con respecto a los tipos de anestésico debemos tomar en cuenta que las amidas son más estables sin embargo se debe elegir individualmente al anestésico dependiendo del paciente por ejemplo en el caso de los esteres se debe considerar que 1 de 2800 personas tienen una variante atípica de la seudocolinesterasa con lo cual se genera una incapacidad de hidrolisis de esteres y otros fármacos relacionados desde el punto de vista químico ejemplo: la succinilcolina aumentando el potencial toxico y manteniendo las concentraciones plasmáticas.

En el caso de las amidas

Cuando existe una función hepática normal se metaboliza el 70% pero en pacientes con hipotensión insuficiencia cardiaca congestiva o función hepática defectuosa (cirrosis) son incapaces de biotransformar a un ritmo normal por lo que aumenta la concentración plasmática y con esto la toxicidad.

También tenemos otros tipos de anestésicos que tienen metabolismos mixtos es decir que se metabolizan por las 2 vías como por ejemplo la articaína que presenta hidrolisis tanto por el hígado como por la seudocolinesterasa plasmática por lo cual su semivida es más corta que el resto de las amidas.

Otro caso particular es la prilocaína no solo se metaboliza en el hígado si no también en los pulmones.

Clasificación de los Anestésicos

- Anestésicos de tipo Amida

Lidocaina (Xilocaína): tiene una acción intermedia y como efectos adversos puede presentar somnolencia, mareos, disgeusia, depresión respiratoria, coma, depresión cardiovascular, metahemoglobinemia (poco frecuente).

Etidocaina: tiene una acción larga, puede presentar como efectos adversos la cardiotoxicidad y el bloqueo motor potencial siendo su toxicidad comparable con la Bupivacaína.

Mepivacaina: es considerada con una clasificación de tipo C en pacientes gestantes y lactantes, con toxicidad en pacientes neonatales, su acción es intermedia, es muy utilizada en pacientes que requieren de cartuchos sin vasoconstrictor.

Bupivacaína también se considera de clasificación tipo C en pacientes gestantes y lactantes, es la más tóxica de las amidas, su acción es larga y se utiliza en casos de requerir analgesia postoperatoria prolongada, muy pocas veces es utilizada en odontología pero si en cirugía oral y maxilofacial, en este sentido se debe tener precauciones con referencia a sus efectos adversos entre los cuales podemos conseguir: cardiotoxicidad la cual se incrementa en presencia de acidosis, hipercapnia e hipoxemia; arritmias ventriculares y depresión miocárdica.

Prilocaína: es de acción intermedia, de clasificación tipo B, entre sus efectos adversos podemos mencionar la más relevante como lo es la metahemoglobinemia (incremento de posibilidades en administración de dosis mayores a 8mg/kg).

Articaína: es de metabolismo tanto amida como éster, en este caso su acción es intermedia, tiende a favorecer la parestesia, a pesar de ello, en mi opinión es un anestésico que ayuda mucho en caso de infecciones odontogénicas.

- Anestésicos de tipo éster

Estos no son utilizados con tanta frecuencia en odontología, en este caso podemos nombrar a la cocaína, procaína, benzocaína, tetracaína, entre otras, más que todo algunas de ellas se utilizan como anestésicos tópicos, algunos de ellos pudiendo causar cuadros alérgicos en algunos pacientes.

Componentes del Cartucho de anestesia

El cartucho dental se compone de 1.8ml y consta de 4 componentes físicos los cuales son:

- Tubo de cristal o plástico
- Émbolo
- Capuchón de aluminio
- Diafragma

Esto es importante reconocerlo para tomarlo en cuenta con los pacientes que refieren una alergia al látex, a pesar de que no existen evidencias al respecto, ya que casi siempre se asocian a las sustancias químicas que componen el cartucho.

Sustancias químicas que componen el cartucho

- Anestésico local
- Vasoconstrictor
- Agente reductor

Evita la oxidación del vasoconstrictor; bisulfito de sodio o ácido etilendiaminotetraacético (EDTA) en forma de edetato de sodio.

- Conservante
- Metilparaben, timol y caprilhidrocuprienotoxin.
- Vehículo
- Agua destilada.
- Substancias auxiliares

Aceleradores de la difusión (hialuronidasa, dimetilsulfóxido) e inhibidores de la reabsorción (alcoholes "especiales" y aceites).

Es importante analizar los principales componentes entre ellos podemos encontrar:

- Bisulfito sódico

Es un antioxidante previene la oxidación del vasoconstrictor por el oxígeno, este puede quedar en el cartucho durante la fabricación o difundir a través del diafragma semipermeable después de llenare y reacciona con el oxígeno antes de que el oxígeno destruya el vasoconstrictor oxidándose a bisulfato sódico que tiene un pH menor si el cartucho esta vencido el paciente experimenta mayor molestia debido a esto.

- Cloruro sódico

Permite que la solución se vuelva isotónica, en épocas anteriores cuando se colocaban excesos de esta solución se producía un edema tisular o parestesias.

- Metilparaben

Actualmente se ha eliminado de la composición era un agente bacteriostático, fungostatico y antioxidante.

- Agua destilada

Se utiliza como disolvente para aportar volumen a la solución de cartucho.

Tipos de vasoconstrictores

- Catecolaminas

Entre ellas podemos nombrar la epinefrina, norepinefrina, corbadrina, isoprenalina, dopamina

- No catecolaminas

Entre ellas podemos conseguir a las anfetaminas, metanfetamina, efedrina, mefentermina, hidroxianfetamina, metaraminol, metoxamina, fenilefrina.

Categorías de aminas simpaticomiméticas

- Acción directa: Efedrina, Norepinefrina, Corbadrina, Isoprenalina, Dopamina, Metoxamina, Fenilefrina.
- Acción indirecta: Tiramina, Anfetamina, Metanfetamina, Hidroxianfetamina.
- Acción mixta: Metaraminol y Efedrina.

Mecanismo de acción de vasoconstrictores

Existen 3 tipos de aminas simpaticomiméticas entre ellas están:

- Fármacos de acción directa: estas ejercen su acción directamente sobre los receptores adrenérgicos.
- Fármacos de acción indirecta: que actúan liberando norepinefrina de las terminaciones nerviosas adrenérgicas.
- Fármacos de acción mixta: que actúan tanto de forma directa como indirecta.

Tipos de receptores

- Receptores α: al ser estimulados suele producir una contracción del músculo liso de los vasos sanguíneos es decir una vasoconstricción.
- Receptores β: al ser estimulados producen una relajación del músculo liso por lo que se puede evidenciar una vasodilatación y una broncodilatación, con una estimulación cardíaca en la cual se aumenta la frecuencia y fuerza de contracción.

Concentraciones del anestésico en mg/ml

Dilución

    1:1.000————————————1mg/ml.

    1:2.500————————————0.4mg/ml

    1:10.000———————————0.1mg/ml

    1:20.000———————————0.05mg/ml

    1:30.000——————————0.033mg/ml

    1:50.000——————————0.02mg/ml

    1:80.000——————————0.0125mg/ml

    1:100.000—————————0.01mg/ml

    1:200.000—————————0.005mg/ml

Concentración máxima permitida

- Noradrenalina

0,34 mg sano
 0,14 mg cardiópata

- Adrenalina

0,2 mg sano
0,04 mg cardiópata

Consideraciones a tomar en cuenta para el uso de vasoconstrictores

NO USAR CATECOLAMINAS EN PACIENTES CON PATOLOGÍAS TIROIDEAS NI CON ANTIDEPRESIVOS TRICICLICOS, por su parte se puede utilizar la Felipresina.

NO UTILIZAR FELIPRESINA EN PACIENTES EMBARAZADAS, esto debido a su potencial oxitócicos.

Indicación de anestésico en situaciones especiales

Previo al inicio de las consideraciones en pacientes con situaciones especiales es importante recalcar que en TODOS ESTOS PACIENTES debemos realizar una interconsulta previa

- Cardiopatía o Infarto al miocardio:

En caso de ser reciente es decir que tenga menos de 6 meses o sea repetido, aumenta el riesgo de padecer un infarto, por lo cual se debe tratar al paciente después de la recuperación, con interconsulta cumplida y evaluando el ASA del paciente si el ASA es I hasta III puede recibir vasoconstrictor, en el caso del ASA III debe limitarse el vasoconstrictor y ASA IV no es candidato del uso de vasoconstrictor

- Angina de pecho:

Se puede utilizar vasoconstrictores en caso de una angina estable, en el caso de una inestable la cual es previa al infarto representa un riesgo de ASA IV por lo cual está contraindicado.

- Anemia:

La presencia de metahemoglobinemia es una contraindicación relativa del uso de la prilocaína, por otra parte, otras formas de anemia tales como la drepanocítica o la ferropénica, no tiene ningún tipo de contraindicaciones anestésica sin embargo si se debe evaluar de igual forma para consideraciones quirúrgicas. RECUERDE el tratamiento con Azul de Metileno 1.5mg/kg cada 4 hrs, en caso de tener un paciente con metahemoglobinemia.

- SIDA/ hepatopatías/ hemofilia:

Pacientes con ASA IV incrementa la semivida de los anestésicos locales por lo cual puede incrementar la posibilidad de sobredosis sin embargo la mayoría de estos pacientes se encuentran hospitalizados.

- Epilepsia/Convulsiones:

Al estar en frente de una situación con estrés esto puede desencadenar un episodio convulsivo en los pacientes que se encuentran controlados, otras de las causas pueden ser la hipoglicemia, e hiperventilación, así como una sobredosis de anestésico, no obstante, en dosis adecuadas no está contraindicado y hasta puede servir como antiepiléptico hasta cierto punto.

- Enfermedad tiroidea:

Los pacientes con hipertiroidismo son sensibles a las catecolaminas, y pueden mostrar una respuesta exagerada a las mismas, en estos pacientes se deben utilizar concentraciones mínimas de epinefrina u otros vasoconstrictores, en caso de ser pacientes controlados responden mejor a los vasoconstrictores.

- Enfermedad renal:

El anestésico local tiene un porcentaje pequeño el cual se excreta por la orina sin metabolizar en el caso de los pacientes con insuficiencia renal estos pudieran alcanzar concentraciones plasmáticas elevadas pudiendo incrementar el riesgo de sobredosis, sin embargo, en dosis habituales es muy poco común esta situación.

- Pacientes con tratamiento de depresión:

Los antidepresivos tricíclicos entre los cuales se encuentra la corbadrina y la amitriptilina, los cuales pueden favorecer los efectos cardiovasculares de los vasoconstrictores administrados por vía exógena aumentando de 5-10 veces con la corbadrina y la norepinefrina, pero solo el doble con la epinefrina y la fenilefrina, pudiendo ocasionar crisis hipertensivas y en el peor de los casos la muerte del paciente.

Analgésicos

1. Cálculo de dosis
2. Analgésicos utilizados en cada caso y mecanismo de acción de forma individual
3. Indicación de analgésicos en situaciones especiales

Cálculo de dosis

El cálculo de dosis del analgésico se realiza de la misma forma que del Antibiótico, sin embargo es MUY IMPORTANTE recordar que en este caso la fórmula indica mg/kg/DOSIS a diferencia del antibiótico que era mg/kg/DÍA esta pequeña diferencia es fundamental debido a que al realizar el cálculo de los antibióticos se debía dividir según el número de veces que se realizaría la administración es decir: si era cada 8 hrs se dividía entre 3 si era cada 6 hrs entre 4 si era cada 12 hrs entre 2, sin embargo en el analgésico no se realiza esto sino que se obtiene el resultado final el cual se le indicará al paciente cuantas veces sea necesaria.

Veamos el siguiente ejemplo con el diclofenaco y los pasos correspondientes:

Paso #1	Paso #2	Paso#3
Peso del paciente	Dosis del analgésico 0.5mg/kg dosis 0.5mg............. 1 kg	Convertir a ml a partir de la presentación (1.8mg/ml)
10kg	?mg.................10kg	1.8mg...............ml 5mg.................?ml
	0.5x10= 5mg cada dosis (c/12hrs)	1.8x5=2.7ml cada 8-12hrs
		Para hacerlo mas rápido se puede dividir/4 cuando se trata de diclofenac 1.8mg/ml y entre 2 cuando se trata de ibuprofeno 100mg/5ml

En caso de Ibuprofeno al 4% o 2%, estas son presentaciones las cuales podemos conseguir en algunos países en este caso se calcularía de esta forma:

Ibuprofeno 2%	Ibuprofeno al 4%
De 5 a 7.6kg-------2.5ml/c/8hrs	De 7.7 a 9kg------1.25ml/c/6 u 8hrs
De 7.7 a 9kg-------2.5ml/c/6 u 8hrs	De 10 a 15kg-------2.5ml/c/6 u 8hrs
De 10 a 15kg-------5ml/c/6 u 8hrs	De 16 a 20kg------3.75ml/c/6 u 8hrs
De 16 a 20kg-------7.5ml/c/6 u 8hrs	De 21 a 29kg-------5ml/c/6 u 8hrs
	De 30 a 40kg-------10ml/c/6 u 8hrs

Analgésicos utilizados en cada caso y mecanismo de acción de forma individual

Derivados del Ácido Enólico: Pirazolonas

- Metamizol/Dipirona

Dosis infantil: VO:50-150 mg/kg/dosis c/6 hrs

Dosis de adultos: VO 575 mg c/6-8 horas

No requiere de ajuste en pacientes con disfunción renal ni hepática.

Entre sus acciones podemos nombrar: Analgésico y antitérmico. Su acción analgésica es dosis-dependiente, menos lesivo para la mucosa gástrica y no provoca complicaciones hemorrágicas, tiene acción relajante de la musculatura lisa, por lo que resulta especialmente útil, en dolores de tipo cólico, solo o asociado a fármacos espasmolíticos o anticolinérgicos.

Entre sus reacciones alérgicas podemos conseguir: Náuseas, xerostomía, emesis, erosiones gástricas, leucopenia, agranulocitosis, trombocitopenia, urticaria, hinchazón, angioedema, broncoespasmo, arritmias shock anafiláctico, erupciones, Síndrome de Stevens-Johnson o Síndrome de Lyell, dolor en el lugar de punción, reacciones de hipotensión, insuficiencia renal aguda, proteinuria, oliguria o anuria, nefritis, altas dosis potencia el efecto de fármacos depresores del sistema nervioso central.

Está contraindicada en: Pacientes con un peso menor a 5 kg, lactantes menores de un año por vía intravenosa o rectal. Pacientes con deficiencia congénita de glucosa 6-fosfato-deshidrogenasa. Pacientes con asma o intolerancia (urticaria-angioedema) por AINEs), pacientes con porfiria hepática intermitente agudo, Pacientes con alteraciones de la función de la médula ósea o enfermedades del sistema hematopoyético. Pacientes hemodinámicamente inestables.

Posee interacciones con:

Barbitúricos y fenilbutazona: apreciando una reducción mutua de sus acciones.

Metamizol es potenciado por otros derivados pirazolónicos.

potencia la acción de algunos depresores del SNC y anticoagulantes orales (acenocumarol, warfarina).

Ciclosporina, tacrolimus: se potencia el riesgo de nefrotoxicidad.

Alcohol pueden potenciarse los efectos de ambos.

Derivados del Ácido Enólico: Oxicams

- Piroxicam:

Dosis pediátrica: VO / IM 0,2-0,3 mg/kg/día Dmax: 15 mg/día. Uso tópico: Aplicar de 2 a 4 veces al día niños mayores de 12 años preferiblemente.

Dosis de adulto: VO: 20mg al día

No requiere de ajuste en caso de patologías hepáticas ni renales.

Indicaciones: Analgésico y antitérmico, tratamiento de la tendinitis y bursitis, acción antiartrítica considerable, inhibe la quimiotaxis, liberación de enzimas lisosómicas y agregación de los neutrófilos, en conjunto con AAS, el sulindaco, el naproxeno, la indometacina y el ketoprofeno se considera como el grupo de AINEs más gastrolesivos.

Entre sus posibles complicaciones se encuentran: la anemia, trombocitopenia, leucopenia, eosinofilia, reacciones de hipersensibilidad, como anafilaxia y "enfermedad del suero", anorexia, aumento o disminución de peso, hipoglucemia o hiperglucemia, depresión, nerviosismo, alucinaciones, alteraciones del humor, pesadillas, confusión mental e insomnio, cefaleas, mareos, somnolencia, parestesias, meningitis aséptica y vértigos, edema palpebral, visión borrosa e irritaciones oculares, tinnitus y disminución de la audición, edema, hipertensión, insuficiencia cardiaca, palpitaciones, vasculitis y riesgo de acontecimientos aterotrombóticos, disnea, broncoespasmo , epistaxis, estomatitis, molestias epigástricas, gastritis, náuseas, vómitos, estreñimiento, molestias abdominales, flatulencia, diarrea, dolor abdominal, dispepsia, ulceraciones, hemorragias y perforaciones gastrointestinales, pancreatitis, aumentos de transaminasas séricas, reacciones hepáticas con ictericia, así como casos de hepatitis fulminante, exantema cutáneo, prurito, onicólisis, alopecia y reacciones fotoalérgicas con el tratamiento, urticaria, edema angioneurótico, necrosis epidérmica tóxica (enfermedad de Lyell), síndrome de Stevens-Johnson y síndrome de Henoch- Schönlein, elevación reversible del Nitrógeno Ureico Sanguíneo y de la creatinina, insuficiencia renal aguda, nefritis intersticial.

Está contraindicado en pacientes con antecedente de ulceras, cáncer o trastornos gastrointestinales, colitis ulcerosa, enfermedad de Crohn, diverticulitis, uso en conjunto con otros AINEs y anticoagulantes o antiagregantes, antecedentes de alergia a AINEs, reacciones cutáneas como eritema multiforme, síndrome de Stevens-Johnson o necrólisis epidérmica tóxica.

Puede tener interacciones tales como:

Corticosteroides: desarrollo de ulceras gastrointestinales

Anticoagulantes, antiagregantes, Trombolíticos: riesgo de hemorragia

incrementa los niveles plasmáticos de litio.

digoxina y digitoxina: exacerba insuficiencia cardiaca, reduce filtración glomerular

Sulfonilureas: Los AINE podrían potenciar el efecto hipoglucemiante

Metotrexato: aumento de toxicidad

Ciclosporina, tacrolimus: nefrotoxicidad.

Quinolonas: convulsiones

Antihipertensivos, diuréticos, inhibidores de la ECA, antagonistas de los receptores de la angiotensina II (ARAII) o betabloqueantes deterioro de función renal, reducción del efecto de dichos fármacos.

- Meloxicam

Dosis en pacientes pediátricos: Niños < 12 años: 0,25 mg/kg/día OD VO.

Dosis en pacientes adultos: 7,5-15 mg OD VO o IM

No se sugiere uso en pacientes con disfunción hepática

Entre sus acciones podemos nombrar: Analgésico y antitérmico, eficacia en pacientes con artritis reumatoidea y osteoartritis, acompañada de mejor tolerancia gastrointestinal, acción como antiagregante poco significativo.

Entre sus reacciones adversas podemos mencionar Dispepsia, síntomas de náuseas y vómitos, dolor abdominal, estreñimiento, flatulencia, diarrea, ligera, hemorragia gastrointestinal, anemia, edema, aumento del riesgo cardiovascular, Síndrome de Stevens-Johnson, necrólisis epidérmica tóxica, cefalea, mareo, rash, dermatitis exfoliativa, leucopenia.

Entre sus interacciones podemos evidenciar interacción con:

Anticoagulantes orales: aumenta riesgo de hemorragia.

Diuréticos y medicamentos antihipertensivos: reducción de efecto de dichos fármacos.

Corticoides: aumentan el riesgo de sangrado.

Ciclosporina: puede incrementar la nefrotoxicidad de la ciclosporina.

Metotrexato: riesgo de toxicidad.

Derivados del Ácido Acético: Indolacético

- Indometacina

Dosis pediátrica: 1-4 mg/kg/día, repartidos en 2-4 dosis (máximo 200 mg/día).

Dosis de adulto: 25-50 mg/dosis, c/8-12 horas (máximo 200 mg/día).

No se sugiere uso en pacientes con disfunción hepática o renal.

Acciones: es gastrolesivo de nivel intermedio, puede crear nefropatías, tratamiento efectivo con respecto a la tendinitis y la bursitis, al igual que el resto de los AINEs presenta acción analgésico y antitérmico y antiplaquetaria.

Puede causar las siguientes reacciones adversas: Indigestión, náuseas, dolor, molestias gastrointestinales; cefalea, vértigo, edema, depresión, somnolencia; incremento de sudoración, malestar general, colitis, esofagitis, gastroenteritis, úlcera gastrointestinal, disminución del

apetito, irritación y sequedad bucal, estomatitis; confusión, nerviosismo, irritabilidad, convulsiones, disartria, alucinaciones, neuropatía periférica, anemia aplásica, depresión de médula ósea, leucopenia, trombocitopenia, petequias, epistaxis y hemorragias, reacciones de hipersensibilidad, arritmias

cardiacas, dolor torácico, ICC o exacerbación, hipertensión arterial, síncope; hematuria, nefritis, nefrosis, síndrome nefrótico, proteinuria; hepatitis tóxica; fiebre; disturbios oculares; disminución de la audición

Pruebas de laboratorio: incrementa del tiempo de sangrado y de los niveles sanguíneos de transaminasas, fosfatasa alcalina, LDH, potasio, urea, creatinina.

Con respecto a sus interacciones podemos mencionar:

Sulfamidas: pueden ser desplazadas por indometacina

Adrenalina: es potenciada produciendo cuadros hipertensivos

AINEs, anticoagulantes, antiplaquetarios, trombolíticos, hipoprotrombinémicos (cefamandol, cefoperazona,

cefotetan, ácido valproico), alcohol, corticoides: incrementan el riesgo de sangrado o hemorragia.

Antihipertensivos y diuréticos: se antagoniza el efecto hipotensor.

Ciclosporina, compuestos de oro y medicaciones neurotóxicas : incrementan el riesgo de nefrotoxicidad.

Litio: se incrementan los niveles séricos de este antimaniaco.

Metotrexato: toxicidad

Insulina y antidiabéticos orales: pueden incrementar su efecto hipoglicemiante.

Zidovudina: aumento de toxicidad.

Alimentos: disminuyen la velocidad de la absorción.

Derivados del Ácido Acético: Pirrolacético

- Ketorolaco

Dosis pediátricas: VO: 3-5 mg/kg c/24 horas.

Dosis de adultos: IM: 30 a 60 mg, IV:15 a 30 mg, VO:5 a 30 mg OD

Se sugiere reducir las dosis en disfunción renal y no utilizar en casos de disfunción hepática

Entre sus acciones podemos nombrar: En algunas literaturas refieren potencia similar y uso sustitutivo de opioides, es un antiinflamatorio deficiente pero un analgésico potente, inhibe la agregación plaquetaria y estimula la aparición de úlceras gástricas.

Entre sus efectos adversos podemos mencionar: somnolencia, mareos, cefalalgia, dolor gastrointestinal, dispepsia, náusea y dolor en el sitio de inyección.

Con respecto a las interacciones debemos tener precaución con:

AINEs, dicumarínicos, heparina: aumenta riesgo de hemorragia

Probenecid, sales de litio, pentoxifilina: aumenta el riesgo de sangrado gastrointestinal.

Furosemida: su acción se ve disminuida en uso parenteral.

Derivados del Ácido Acético: Fenilacético

- Diclofenaco potásico

Dosis pediátrica: >1 año 0,5-1 mg/kg/día c/12 horas VO, IM o EV.
Dosis de adultos: VO: 50 mg c/8Hrs Mx/d:200mg/día.

Está contraindicada en pacientes con hipersensibilidad a los AINEs o al metabisulfito de sodio, ulcera gastroduodenal, e insuficiencia hepática, puede ser utilizada en pacientes con disfunción renal.

Con respecto a su acción se puede decir que en conjunto con el ibuprofeno se considera como uno de los fármacos menos gastrolesivos y de menor nefrotoxicidad, tiene potencia suficiente para actuar en casos de tendinitis y bursitis, actividad analgésica, antitérmica y antiinflamatoria potente, y eficacia comparable a la de los derivados del ácido propiónico.

Entre sus efectos adversos podemos mencionar la sintomatología abdominal y gástrica, estomatitis aftosa, glositis, lesiones esofágicas, colitis hemorrágica, enfermedad de Crohn; estreñimiento, pancreatitis, cefaleas, mareos, vértigo, parestesias, reacciones psicóticas, meningitis aséptica, trastornos de la visión, alteración de la capacidad auditiva, tinnitus, alteraciones del gusto, erupciones cutáneas, urticaria, erupciones vesiculares, eccemas, eritema multiforme, síndrome de Stevens-Johnson, síndrome de Lyell, eritrodermia, caída del cabello, reacción de fotosensibilidad, púrpura, inclusive púrpura alérgica, fallo renal agudo, trastornos urinarios, tales como hematuria, proteinuria, nefritis intersticial, síndrome nefrótico, necrosis papilar, aumento de las transaminasas séricas, hepatitis, trombocitopenia, leucopenia, anemia, agranulocitosis, reacciones de hipersensibilidad, vasculitis, neumonitis, palpitaciones, dolor torácico, hipertensión, insuficiencia cardiaca congestiva.

Con respecto a las interacciones podemos mencionar:

Litio, Digoxina: aumenta concentración de dichos fármacos al administrarse con diclofenaco.

Diuréticos y antihipertensivos: reducción del efecto antihipertensivo.

Otros AINE y corticoesteroides: pueden aumentar la frecuencia de reacciones adversas gastrointestinales.

Anticoagulantes antiplaquetarios: pueden aumentar el riesgo de hemorragia.

Inhibidores selectivos de la recaptación de serotonina (ISRS): pueden aumentar el riesgo de hemorragia gastrointestinal.

Antidiabéticos: aumento o inhibición de efecto hipoglicemiante.

Metotrexato: incrementa la toxicidad.

Ciclosporina: aumenta la nefrotoxicidad.

Quinolona: puede causar convulsiones

Derivados del Ácido Propiónico:

- Naproxeno:

Dosis infantil: Analgesia: 5-7 mg/kg/dosis c/8-12 horas

Dosis de adultos: 200 mg c/8-12 horas

Está contraindicado en pacientes con reacciones alérgicas, antecedentes de hemorragia o ulcera gastrointestinal, insuficiencia cardiaca grave.

Su acción como todo AINEs es Analgésico antipirético antiinflamatorio

Puede presentar las siguientes reacciones adversas: Gastritis, úlceras pépticas, sintomatología gástrica, hematemesis, estomatitis ulcerosa, exacerbación de colitis ulcerosa y enfermedad de Crohn, cefaleas, meningitis aséptica, disfunción cognoscitiva, dificultades para la concentración, insomnio, alteraciones visuales, tinnitus, vértigo, hipoacusia, edema, vasculitis, hipertensión arterial e insuficiencia cardiaca, neumonitis eosinofílica, alopecia, reacciones de fotosensibilidad, epidermólisis bullosa, síndrome de Stevens-Johnson, rash cutáneo, angioedema, eritema multiforme, hepatitis, ictericia, anemia aplásica y hemolítica, granulocitopenia, trombocitopenia, hiperpotasemia, hematuria, nefropatía, reacciones anafilácticas.

Y con respecto a las interacciones podemos nombrar:

Anticoagulantes: pueden aumentar los efectos de los anticoagulantes tipo dicumarínico.

Antiagregantes y Corticoides: aumentan el riesgo de hemorragia gastrointestinal.

Inhibidores selectivos de la recaptación de serotonina (ISRS): pueden aumentar el riesgo de sangrados gastrointestinales.

Probenecid: aumento de sus níveles plasmáticos del naxopreno.

Metotrexato: aumenta la toxicidad.

Furosemida y betabloqueantes: inhibe el efecto natriurético y el efecto hipotensor.

Inhibidores del enzima convertidor de angiotensina (IECA): incrementa el riesgo de insuficiencia renal.

- Ibuprofeno

Dosis pediátrica: 5-10mg/kg/dosis/ 6h no exceder de 40mg/kg/dosis

Dosis de adulto: 400 mg c/4-6 horas

Está contraindicado en: Antecedentes de asma, rinitis aguda, urticaria, edema angioneurótico u otras reacciones de tipo alérgico, hemorragia gastrointestinal o perforación, insuficiencia cardiaca grave, enfermedad inflamatoria intestinal y trastornos de la coagulación.

Acciones: Analgésico antipirético antiinflamatorio

Posibles reacciones adversas: Gastritis, úlceras pépticas, sintomatología gástrica, hematemesis, estomatitis ulcerosa, exacerbación de colitis ulcerosa y enfermedad de Crohn, cefaleas, meningitis aséptica, disfunción cognoscitiva, dificultades para la concentración, insomnio, alteraciones visuales, tinnitus, vértigo, hipoacusia, edema, vasculitis, hipertensión arterial e insuficiencia cardiaca, neumonitis eosinofílica, alopecia, reacciones de fotosensibilidad, epidermólisis bullosa, síndrome de Stevens-Johnson, rash cutáneo, angioedema, eritema multiforme, hepatitis, ictericia, anemia aplásica y hemolítica, granulocitopenia, trombocitopenia, hiperpotasemia, hematuria, nefropatía, reacciones anafilácticas.

Interacciones farmacológicas:

Anticoagulantes, Pentoxifilina: riesgo de hemorragia

Antiagregantes y Corticoides: aumentan el riesgo de hemorragia gastrointestinal.

Inhibidores selectivos de la recaptación de serotonina (ISRS): pueden aumentar el riesgo de sangrados gastrointestinales.

Probenecid: aumento de sus niveles plasmáticos del naxopreno.

Metotrexato, Hidantoínas y sulfamidas: aumenta la toxicidad.

Furosemida y betabloqueantes: inhibe el efecto natriurético y el efecto hipotensor.

Inhibidores del enzima convertidor de angiotensina (IECA): incrementa el riesgo de insuficiencia renal.

Probenecid y sulfinpirazona: aumento de toxicidad del ibuprofeno

Quinolona: pueden tener un mayor riesgo de desarrollar convulsiones.

- Ketoprofeno

Dosis pediátrica: VO o IM: 2-4 mg/kg/día c/12 horas.

Dosis de adulto: 100mg c/8hrs 150mg BID

Dosis de medicamento debe reducirse a expensas de depuración en el caso de pacientes con patologías renales y evitar su uso en caso de patologías hepáticas.

Con respecto a la acción, interacciones y reacciones adversas **ver Ibuprofeno

Derivados no ácidos: Sulfoanilidas

- Nimesulida

Dosis pediátrica: VO 5 mg/kg/día c/12 horas

Dosis de adultos: VO 100 mg c/12 horas.

hipersensibilidad a los AINEs, se debe evitar en niños menores de 12 años y en pacientes con patologías gastrointestinales de tipo hemorrágicas o ulceras, citopenias, insuficiencia cardiaca, hipertensión arterial severa. Se debe evitar el uso en pacientes con patologías hepáticas y ajustar según depuración de creatinina en pacientes con insuficiencia hepática.

Con respecto a sus acciones podemos mencionar que tiene una menor producción de trastornos gastrointestinales que otros AINEs, debido a que no afecta la producción de PGE2 y PGI2 gastroprotectoras, ni de tromboxano A2 en mucosa gástrica. Así mismo, afecta menos, la función renal, es un potente y rápido analgésico en el tratamiento de una variedad de condiciones dolorosas, incluyendo las asociadas con daño deportivo, oncología y trauma postoperatorio. Además de funciones como antipirético y antiinflamatorio.

Con respecto a las reacciones adversas podemos mencionar Pirosis, náuseas, vómitos, diarrea, gastralgias leves y transitorias, sin que requiera la suspensión del tratamiento; erupción cutánea de tipo alérgico, vértigo, somnolencia, sensibilidad; úlceras pépticas sangrado gastrointestinal, HTA, entre otras...

- Nabumetona

Dosis de adulto: 1 g/día, pudiendo administrar dosis adicionales de 1gr o 500mg

Está contraindicado en pacientes con patologías hepáticas, en el caso de insuficiencia renal se puede administrar tomando en cuenta la depuración de creatinina, no se administra en pacientes pediátricos.

Entre sus acciones podemos mencionar que es uno de los menos gastrolesivos, su eficacia analgésica es superior a la del tenoxicam, diclofenaco, naproxeno o piroxicam., su efecto antitérmico es, comparable con el del AAS, afecta menos la agregación plaquetaria que la mayoría de los AINEs.

Entre sus reacciones adversas pueden encontrarse la afección del tracto gastrointestinal a pesar de ser menos frecuente en comparación a otros AINEs, afecciones en el SNC con cefaleas, tinnitus y mareo, otras de las manifestaciones pueden ser: prurito y erupciones.

- Paracetamol

Dosis pediátricas: VO 10-15 mg/kg/dosis c/4-6 horas. Dosis máxima 60 mg/kg/día.

Dosis de adulto: 650 mg/4h

En caso de pacientes con patología renal se debe incrementar intervalo de administración según depuración.

Con respecto a sus acciones: Eficaz en dolores moderados , pero carente de actividad antiinflamatoria.

Entre sus reacciones adversas se encuentra el malestar, aumento de transaminasas, hipotensión, hepatotoxicidad, erupción cutánea, alteraciones hematológicas, hipoglucemia, piuria estéril. En casos de intoxicación se puede presentar insuficiencia renal y/o hepática.

Estos 3 fármacos pueden tener interacciones farmacológicas entre las cuales se encuentran:

Alcohol etílico: potenciación de la toxicidad.

Anticoagulantes orales: potenciación del efecto anticoagulante.

Anticonvulsivantes: disminución de la biodisponibilidad del AINEs potenciación de la hepatotoxicidad a sobredosis.

Diuréticos del asa: Los efectos de los diuréticos pueden verse reducidos.

Isoniazida: potenciación de su acción y toxicidad.

Lamotrigina: disminución de la biodisponibilidad de lamotrigina, con posible reducción de su efecto.

Metoclopramida y domperidona: aumentan la absorción del paracetamol en el intestino delgado.

Probenecid: incrementa la semivida plasmática del paracetamol.

Propanolol: aumento de los niveles plasmáticos de paracetamol.

Resinas de intercambio iónico (colestiramina): disminución en la absorción del paracetamol, con posible inhibición de su efecto.

Indicación de analgésicos en situaciones especiales

Embarazo

Recordemos la clasificación del FDA, la mayoría de los AINEs están clasificados como clase C sin embargo el Acetaminofén o paracetamol está clasificado como clase B por lo cual es el único sin embargo nuevas investigaciones reportan que a pesar de poder utilizarse en el embarazo se debe tener precaución con el tiempo de uso, debido a que El paracetamol utilizado en varios trimestres y por más de 20 semanas se ha relacionado con el trastorno por déficit de atención con hiperactividad (TDAH) y el síndrome hipercinético (HKD).

Alergias

En casos de que el paciente presente alergias es muy importante definir inicialmente a que grupo de AINEs corresponde el fármaco al cual el paciente es alérgico, por ejemplo, si es alérgico al ibuprofeno lo más probable también al ketoprofeno y a los derivados del ac propiónico por lo cual debemos cambiar a otro grupo de analgésicos.

Manejo del dolor: Cuando hace falta más de 1 analgésico

Existen pacientes muy susceptibles al dolor, por lo cual en este tipo de pacientes muchas veces se requieren de combinaciones, entre ellas las más utilizadas son: ibuprofeno con arcoxia, otras de las más comunes es el paracetamol (que inhibe aparentemente más selectivamente la ciclooxigenasa de área preóptica del hipotálamo (COX3?)), con otro AINEs como el diclofenaco, este último además de analgésico resalta por su capacidad antiinflamatoria, otro muy mencionado es el paracetamol y el naxopreno.

En mi experiencia utilizo el diclofenaco con la arcoxia el 1er día postoperatorio y luego mantengo con diclofenaco todo dependiendo del tipo del paciente se le indica continuar o no con la arcoxia, otra buena opción es el ketorolaco IM que se asemeja a 10mg de morfina.

Se ha descrito el uso de la bupivacaina para una analgesia más prolongada (cuando se requiere) o con analgésicos u opioides intraalveolares.

Uso de otros fármacos y valoración individual de pacientes

1. Situaciones especiales con manejo multidisciplinario (xerostomía, candidiasis, VHS...)
2. Uso de opioides en odontología y fármacos de récipe morado (récipe especial)

Situaciones especiales con manejo multidisciplinario (xerostomía, candidiasis, VHS...)

- Aftas vulgares

En esta patología podemos encontrar a los microorganismos de la placa dentobacteriana, con predilección por estafilococos, *streptococcus mutans, sanguis, mitis,* bacilos grampositivos anaerobios y bacilos gramnegativos anaerobios, en este caso podemos indicar como terapia el metronidazol (125 mg) + espiramicina (750 000 UI) (rodogil): por vía oral 2 tabletas cada 8 horas fuera de las comidas, durante 6 - 10 días. No se debe interrumpir el tratamiento.

- Xerostomía

Lo primero es identificar causas, la xerostomía es frecuente en pacientes con tratamientos quimioterápicos así como radioterápicos, o patologías autoinmunitarias tales como: el síndrome de Sjögren, o el de Mikulicz, entre otras, con respecto a su tratamiento, se puede mejorar con saliva artificial, en caso de no conseguir en el mercado o tratarse de un paciente con escasos recursos económicos se puede indicar un tratamiento descrito el cual consiste en linaza (al hervirse provoca una especie de gel y se le añade manzanilla). Se debe procurar máxima higiene bucal esto debido a que la saliva posee diversas inmunoglobulinas enzimas entre otras que permiten el control de las lesiones cariosas, así como mejora la limpieza entre las estructuras dentales es importante que se realice limpieza con enjuague de clorhexidina además del uso del cepillo e hilo.

- Lesiones herpéticas

El virus del herpes simple pertenece a una familia de virus de doble cadena de ADN, los herpesviridiae, los cuales a su vez poseen varios subgrupos:

✓ El subgrupo alfa, conocido como la subfamilia alphaherpesvirinae, incluye los virus HVS-1, HVS-2 y VZV.

✓ El grupo beta o subfamilia betaherpesvirinae, incluye HCMV, el herpesvirus tipo 6 y el herpesvirus tipo 7.

✓ La subfamilia gammaherpesvirinae incluye el EBV y el HHV-8 o Sarcoma de Kaposi.

✓ En estados de latencia, HSV-1, HSV-2 y VZV residen en los ganglios de los nervios sensitivos y en los monocitos. A diferencia del EBV, HH6, HHV7 el cual se va a encontrar en los linfocitos y en la glándula salivar. Y en el caso de HHV-8 en linfocitos y macrófagos.

✓ La reactivación del virus da lugar a infecciones recurrentes, desencadenando en lisis celular y múltiples cuadros con manifestaciones clínicas bien definidas según el tipo de infección ante la cual estamos presentes, en este caso nos enfocaremos a las infecciones por VHS1

Lo 1ro a tomar en cuenta es realizar la interconsulta con el servicio de inmunología, ellos son los que indican el tratamiento usualmente, sin embargo, podemos considerar indicar los siguientes medicamentos para estos casos:

Gingivoestomatitis herpética primaria: Acyclovir (Zovirax): cápsulas de 200 mg por vía oral cada 6 horas.

Gingivoestomatitis herpética secundaria o recurrente: Acyclovir (Zovirax): cápsulas de 200 mg por vía oral. En pacientes inmunocomprometidos, el Acyclovir es administrado por vía EV, 5 mg/ kg cada 8 horas, hasta la resolución de las lesiones.

✓ Candidiasis

La Cándida Albicans es una micosis la cual se encuentra en la cavidad oral sin que esto indique ser patológico, sin embargo cuando esta posee un crecimiento exacerbado en ese momento se puede decir que estamos en la presencia de una candidiasis, lo 1ro a considerar en estos casos es la razón por la que existe esta candidiasis, ya que en la mayoría de los casos es debido a una patología sistémica concomitante la cual causa la inmunosupresión y la oportunidad perfecta para la expansión de esta micosis, en este sentido podemos tener como motivos: un excesivo uso de antibióticos, uso de esteroides o terapias de inmunosupresión, diabetes, VIH (más que todo en los últimos estadios es decir cuando el contaje de CD4 es muy bajo), entre otros.

La candidiasis se puede encontrar en las siguientes formas:

✓ Pseudomembranosa: tiene un aspecto de placas lisas de color blanco o blanco amarillento de aspecto cremoso, en algunas superficies mucosas, las cuales se desprenden y dejan la superficie sangrante.

✓ Eritematosa (atrófica): aparece como una mácula enrojecida en algunas superficies mucosas, pero es más frecuente encontrarla en el paladar y el dorso de la lengua, donde puede causar depapilación.

✓ Hiperplásica: es la tercera variante clínica, pero a diferencia del tipo pseudomembranosa, esta no puede ser eliminada fácilmente. Si la infección muestra un largo tiempo de evolución, puede aparecer manchada por las comidas o el tabaco, lo que muchas veces entorpece el diagnóstico.

✓ Queilitis angular: se encuentra en las comisuras labiales también se presenta eritematosa y dolorosa a la apertura bucal.

Entre los tratamientos podemos mencionar el uso local de Nistatina en forma de buches manteniéndola 5 minutos con una duración del tratamiento de 2 semanas después de haber desaparecido las lesiones o los síntomas. Por otra parte, también se puede utilizar el Clotrimazol o el Ketoconazol el cual si la infección es severa se pueden administrar tabletas de 200 mg/día por vía oral, en caso contrario de forma tópica.

Uso de medicamentos estupefacientes y psicotrópicos en odontología

Es poco común indicar este tipo de medicamentos en el campo de la odontología y sus especialidades pero es importante conocer en qué casos se utilizarían de ser necesario, todos estos medicamentos requieren de una receta la cual se encontrará debidamente identificada según las normativas de cada país en este sentido reconocemos como medicamentos estupefacientes aquellos que contengan dentro de su fórmula a: alfentanilo, codeína, fentanilo, flunitrazepam, hidromorfona, meperidina, metadona, morfina, oxicodona, remifentanilo y sulfentanilo. Por otra parte conocemos como medicamentos psicotrópicos aquellos que contengan: amitriptilina, anfepramona, benzeracida, biperideno, buspirona, butriptilina, carbidopa, carisoprodol, ciclopentolato, clobenzorex, clomipramina, clorimipramina, clorpromazina, clozapina, desipramina, dietilpropión (amfepramona), doxepina, droperidol, ergotamina + belladona + fenobarbital, fenilpropanolamina, fenproporex, fentermina, flufenazina, flupentixol, haloperidol, hidroxizina, imipramina, acitretina, alprazolam, amobarbital, barbital, bromazepam, brotizolam, buprenorfina, butalbital, butorfanol, clonazepam, clordiazepóxido, codeína base, clobazam, clobenzorex, clonazepam, clorazepato, dextropropoxifeno, dextrometorfano, diazepam, dihidrocodeína, dihidroergotamina, efedrina, ergotamina, estazolam, etomidato, fenobarbital, fenproporex, flumazenil, flunitrazepam, isotretinoína, ketamina, loflacepato, lorazepam, meprobamato, metilergometrina, metilfenidato, midazolam, nabilona, nalbufina, oxicodona, pinazepam, secobarbital, seudoefedrina, tetrazepam, tiopental, triazolam, zaleplon y zopiclona.

De todos estos medicamentos los que usualmente tienen algún uso en odontología son los benzodiacepinas, ansiolíticos no benzodiazepínico y opioides.

Opioides en odontología

Los opioides son un grupo de medicamentos que pueden ser recetados con receta especial o en algunos países conocido también como récipe morado, puede ser indicado tanto por médicos como por odontólogos y básicamente contribuyen al alivio del dolor. Entre ellos podemos mencionar a la hidrocodona, la oxicodona, la morfina y la codeína. A pesar de que se utilizan para el alivio del dolor por su alta capacidad adictiva y su falta de poder antinflamatorio realmente no se sugieren en la práctica clínica, como cirujano oral y maxilofacial, he podido comprobar que hasta en una cirugía ortognática el dolor puede ser controlado con AINEs incluso sin necesidad de terapias combinadas, a pesar de ello, existen pacientes alérgicos a todos los tipos de AINEs y es aquí en donde realmente pudiera considerar el uso de opioides. En este sentido los opioides que se recetan con frecuencia para el alivio del dolor dental incluyen la hidrocodona, la oxicodona y el acetaminofeno con codeína.

Mecanismo de acción de los opioides

Los receptores opioides están distribuidos en el SNC y SNP. Al activarse estos receptores disminuyen su excitabilidad neuronal logrando analgesia por sus efectos espinales y supraespinales. Logrando además una disminución del estado de alerta y una depresión del centro respiratorio.

Efectos adversos

Entre sus efectos adversos puede producir depresión del centro respiratorio, por lo cual se encuentra además contraindicado en pacientes con enfisema pulmonar, producen estreñimiento por lo que al utilizarlos se debe considerar la posibilidad de indicar laxantes en tratamientos de largo plazo, la emesis (vómitos) son un efecto adverso frecuente sin embargo las preparaciones de liberación retardada son menos frecuentes, las náuseas, la farmacodependencia, somnolencia, inestabilidad, confusión, xerostomía, inquietud, prurito, y alucinaciones mioclónicas son las más comunes.

Contraindicaciones

Está contraindicado en pacientes con asma bronquial, enfisema pulmonar, anoxia, hepatopatías, nefropatías, lesiones intracraneales, hipotiroidismo, insuficiencia suprarrenal, niños, ancianos, y pacientes caquécticos.

En situaciones quirúrgicas y odontológicas, el dolor debe ser manejado por los AINEs que son medicamentos mucho más seguros, no causan farmacodependencia y ayudan con los procesos de inflamación. Al requerir el uso de los opioides los más frecuentes de utilizar en nuestro campo son la codeína y el tramadol.

Codeína

Se emplea como antitusivo con efecto central. Ofrece poco efecto analgésico cuando se emplea solo, por lo que se dispone en combinación con otros analgésicos para aumentar su eficacia en el alivio del dolor dental de intensidad leve a moderada. Debe prescribirse por menos de una semana (3-5 días), y debe evitarse en los niños y las mujeres embarazadas o lactantes.

Entre sus presentaciones pueden encontrarse combinadas, estas tienen una administración cada 4-6-8 hrs:

- Acetaminofén 325 mg +Codeína 65 mg
- Ácido acetilsalicílico 650 mg + Codeína 120 mg
- Ácido acetilsalicílico 325 mg + Acetaminofén 325mg + Codeína 10 mg

Tramadol.

Este analgésico tiene como mecanismo de acción la unión con los receptores μ opioides y la inhibición de la recaptura de noradrenalina y serotonina, está indicado para dolor de moderado a severo sus efectos adversos generalmente son transitorios y entre los más frecuentes se encuentran el mareo, náusea, y emesis. Se encuentra contraindicado en pacientes con insuficiencia renal o hepática grave, así como en embarazadas, período de lactancia, epilepsia no controlada, e insuficiencia respiratoria grave, a pesar de que tiene menor efecto en centro respiratorio en comparación a otros opioides.

Con respecto a su eficacia en el ámbito odontológico-quirúrgico algunos estudios relatan la eficacia en procedimientos como extracciones, tratamientos periodontales... Mientras que otros señalan que las dosis necesarias son mucho mayores a las dosis utilizadas normalmente.

Entre sus presentaciones clínicas tenemos: el Tramadol de 50mg /100mg /200mg

Benzodiacepinas en odontología

Los benzodiacepinas son fármacos muy útiles como anticonvulsivo además de esto poseen otros efectos tales como: ansiólisis, hipnosis, relajante muscular, y produce amnesia.

Su mecanismo de acción está dado a nivel del SNC en donde se ven implicadas en circuitos catecolaminérgicos, colinérgicos o serotoninérgicos, y amplifica las inhibiciones mediadas por el neurotransmisor ácido gammaaminobutírico (GABA) en el SNC.

Podemos clasificarlas en vida larga con duración del efecto mayor a 24 hrs entre estas se encuentran el diazepam, el nitrazepam, flunitrazepam, clordiacepóxido, vida intermedia con una duración entre 6 a 24hrs, entre estas podemos encontrar el Lorazepam, lormetazepam, alprazolam y el bromazepam y una vida corta como el midazolam cuya duración es menor a 6 hrs.

En el caso de los pacientes ansiosos se pudiera indicar Alprazolam el día anterior, sin embargo, este tipo de fármacos también causa dependencia por lo que es mejor realizar una interconsulta previa con el servicio de psicología para el manejo de fobia y ansiedad sin necesidad de fármacos o en casos más severos ya ellos analizarían la indicación en conjunto con el servicio de psiquiatría.

Alprazolam en odontología

Es una de las más prescritas en el tratamiento de la "ansiedad generalizada" y esto debido a propiedades tales como: absorción rápida, semivida plasmática corta y ausencia de metabolitos hepáticos, en psiquiatría es indicada para combatir los ataques de pánico, y en odontología a pesar de no ser recomendable el uso lo utilizan para la ansiedad anticipatoria, lo cual como mencionamos anteriormente debería ser manejado con un especialista en psicología o psiquiatría, y en caso de requerir medicamentos para mejorar el estado de ansiedad se sugiere el uso de Bromazepam cuya duración es menor en comparación al alprazolam, es importante recalcar siempre la necesidad de una interconsulta previa y más con el alprazolam debido a que este es uno de los fármacos más adictivos y más difíciles de retirar cuando se utilizan de forma habitual.

Buspirona en odontología

Es un ansiolítico no benzodiazepínico el cual ayuda con los estados de ansiedad, pero a diferencia de los benzodiacepinas no ocasiona efectos eufóricos ni sedación con respecto a su mecanismo de acción este actúa como un agonista de los receptores 5-HT1A y se une a los receptores dopaminérgicos. A diferencia de las benzodiazepinas, no tiene propiedades hipnóticas, anticonvulsivas o relajantes musculares, y su riesgo de dependencia es mínimo.

Presenta como efectos adversos más comunes: la presencia de vértigo, y con menor frecuencia podemos encontrar: somnolencia, confusión, nerviosismo, irritabilidad, hostilidad, cefalea, diarrea, náusea, debilidad muscular, parestesias, temblor, incoordinación muscular, visión borrosa, visión de túnel, reacciones alérgicas y sudoración.

Se encuentra contraindicada en casos de hipersensibilidad a la buspirona, durante el embarazo y la lactancia, en pacientes con disfunción hepática o renal.

Interacciones medicamentosas:

- Inhibidores de la MAO contribuye a la presencia de crisis hipertensiva.
- Antidepresivos inhibidores de la recaptura de serotonina causa síndrome serotonérgico.
- El alcohol aumenta sus efectos depresores.
- Algunos fármacos (eritromicina, claritromicina, diltiazem, itraconazol) pueden aumentar sus concentraciones séricas.
- Los inductores enzimáticos (fenobarbital, carbamazepina, fenitoína) pueden disminuir su concentración y eficacia.

Como recomendaciones generales debemos tomar en cuenta siempre realizar una interconsulta previa con especialistas que correspondan a cada patología para indicar un tratamiento asertivo y que bajo ningún concepto perjudiquen al paciente.

Bibliografía

1. Stanley F. Malamed, 2013, Manual de anestesia local, 6a edición Elsevier

2. Castellanos Suárez, 2014, Medicina en Odontología, Manejo dental de pacientes con enfermedades sistémicas, Manual moderno

3. Bagán JV. Medicina Bucal. Editorial Medicina Oral, S.L. 2da Edicion. Valencia España 2010.

4. Jeaneth López Labady, Manejo odontológico del paciente con Lupus Eritematoso, Acta Odontológica Venezolana, Volumen 48, No. 3, Año 2010. Obtenible en: https://www.actaodontologica.com/ediciones/2010/3/art-24/ Consultado el: 12/08/2021

5. López-Píriz R, Aguilar L, Giménez MJ. Management of odontogenic infections of pulpal and periodontal origin.Med Oral Patol Oral Cir Bucal, 2007;12(1): E154-E159.

6. Siqueira JF. Endodontic infections: concepts, paradigms and perspectives. Oral Surg, Oral Med, Oral Pathol, Oral Radiol and Endod, 2002; 94(3):281-293.

7. Maestre JR. Opciones terapéuticas en la infección de origen odontogénico. Med Oral Patol Oral Cir Bucal, 2004; 9(1):519-531.

8. Flórez, J.Farmacología humana.4° edición, España, Elsevier, 2004. p. 1400.

9. Bascones A, Muñoz M, Meurman J.Odontogenic infections in the etiology of infective endocarditis.Cardiovascular & haematological disorders - drug targets, 2009;9(1):231-23

10. Paola Gómez-Contreras y cols. Tratamiento estomatológico interdisciplinario del lupus eritematoso generalizado. Presentación de un caso. Caso clínico de interés especial Acta Pediátrica Mex 2015;36:330-336.

11. Fanouriakis A, Tziolos N, Bertsias G, et al. Update on the diagnosis and management of systemic lupus erythematosus Annals of the Rheumatic Diseases 2021;80:14-25.

12. Orueta Sánchez R, López Gil MJ. Manejo de fármacos durante el embarazo. Inf Ter SistNac Salud. 2011;35 (4): 107-13.

13. Ofelia María Fernández García, Melisandra G Chávez Medrano, Atención odontológica en la mujer embarazada www.medigraphic.org.mx[1] Vol. II, no. 2 • Mayo-Agosto 2010 pp 80-84

14. Acosta-Gutiérrez DS, Roa-González SC, Méndez-Quevedo TJ, et al. Nivel de Conocimiento sobre la atención estomatológica de pacientes con VIH en estudiantes. Rev Mex Med Forense. 2020;5(Suppl: 4):1-7.

15. Julio C. Machado Oliveira, PhD, José F. Siqueira Jr, PhD, Isabela N. Rôças, PhD; Jaime O. Moreno, DDS, Consideraciones sobre el uso de antibióticos en Endodoncia, Acta Odontológica Venezolana, Volumen 50, No. 2, Año 2012. Obtenible en: https://www.actaodontologica.com/ediciones/2012/2/art-18/ Consultado el: 12/08/2021

16. Aitken-Saavedra, Juan, Camargo dos Santos, Bianca, Uchoa Vasconcellos, Ana Carolina, Pineda Flores, Dustan, & Maturana-Ramírez, Andrea. (2021). Oral lesions diagnosis associated with HIV. Report of 3 clinical cases. Revista Estomatológica Herediana, 31(2), 140-145. https://dx.doi.org/10.20453/reh.v31i2.3975

17. Ana Patricia Moreno Villagrana y cols. Terapia antibiótica en odontología de práctica general REVISTA ADM /JULIO-AGOSTO 2012/VOL. LXIX NO. 4 P.P. 168-175

18. Chávez, A. H. (2014). Farmacología general: una guía de estudio. Ciudad de México, MÉXICO: McGraw-Hill Interamericana.

19. Goodman & Gilman (2014). Manual de farmacología y terapeútica. MÉXICO: McGraw-Hill Interamericana.

20. Tripathi, K. (2016). Farmacología en Odontología. MÉXICO: Editorial Médica Panamericana.

21. Shalini, S. Interacciones farmacológicas. San Francisco, California: MANUAL
    a. MSD; 2019

22. Ortiz Panez, H.A. Nivel de conocimiento sobre interacciones farmacológicas en estomatologia de los estudiantes del septimo, octavo y noveno ciclo de la escuela de estomatologia de la universidad privada

---

antenor orrego de trujillo, Año 2016.

23. Jacinto R.C., Gomes B.P., Ferraz C.C., Zaia A.A., Filho F.J.: Microbiological analysis of infected root canals from symptomatic and asymptomatic teeth with periapical periodontitis and the antimicrobial susceptibility of some isolated anaerobic bacteria. Oral Microbiol Immunol (2003); 18: 285-292.

24. Rôças I.N., Siqueira Jr. J.F., Andrade A.F., Uzeda M.: Oral treponemes in primary root canal infections as detected by nested PCR. Int Endod J (2003); 36: 20-26.

25. Baumgartner J.C., Siqueira Jr. J.F., Xia T., Rôças I.N.: Geographical differences in bacteria detected in endodontic infections using polymerase chain reaction. J Endod (2004); 30: 141-144.

26.

27. Siqueira Jr. J.F., Rôças I.N.: Exploiting molecular methods to explore endodontic infections: Part 2-Redefining the endodontic microbiota. J Endod (2005); 31: 488-498.

28. Purizaca M. Modificaciones fisiológicas en el embarazo. Rev Per Ginecol Obstet. 2010:56(1):57-69.

29. Alfaro Alfaro, Ascensión, Castejón Navas, Isabel, Magán Sánchez, Rafael, & Alfaro Alfaro, María Jesús. (2018). Embarazo y salud oral. Revista Clínica de Medicina de Familia, 11(3), 144-153. Epub 01 de octubre de 2019. Recuperado en 13 de agosto de 2021, de http://scielo.isciii.es/scielo.php?script=sci_arttext&pid=S1699-695X2018000300144&lng=es&tln

30. Tsapaki V. Radiation protection in dental radiology - Recent advances and future directions. Phys Med. 2017;44:222-6.

31. Díaz Valdés, Liuba, & Valle Lizama, Raúl Luis. (2015). Influencia de la salud bucal durante el embarazo en la salud del futuro bebé. Gaceta Médica Espirituana, 17(1), 111-125. Recuperado en 12 de agosto de 2021, de http://scielo.sld.cu/scielo.php?script=sci_arttext&pid=S1608-89212015000100012&lng=es&tln

32. Margaix M, Bagan JV, Proveda R, Jumenez Y and Carrión G. Sjögren's Syndrome of the oral cavity. Review and Update. Med Oral Patol Oral Cir

Bucal 2009;14(7):325-30.

33. Nydegger B, Nusstein J, Al Reader, Drum M, Beck M. Anesthetic comparisons of 4% concentrations of articaine, lidocaine, and prilocaine as primary buccal infiltrations of the mandibular first molar: A prospective randomized, double-blind study. J Endod. 2014; 40: 1912-1916

34. Pérez OG, Villoldo MS, Marini MG, Arra A, Solarz H, Marini M. Granuloma piógeno del embarazo. Arch Argent Dermatol. 2010;60:155-7.

35. Brockmann W. Mepivacaine: a closer look at its properties and current utility. Gen Dent. 2014; 62: 70-75.

36. Becker DE, Reed KL. Local anesthetics: review of pharmacological considerations. Anesth Prog. 2012; 59: 90-101.

37. Valicena, M, & Escalona, LA. (2001). Manejo Terapeútico del paciente con Xerostomía. Acta Odontológica Venezolana, 39(1), 70-79. Recuperado en 12 de agosto de 2021, de http://ve.scielo.org/scielo.php?script=sci_arttext&pid=S0001-63652001000100013&lng=es&tlng=e

38. Ibáñez NR. Hiposalivación/Xerostomía. Med Oral 2011;2:58-64.

39. Irene Morales Bozo Reporte preliminar sobre el efecto de un sustituto salival a base de manzanilla (Matricaria chamomilla) y linaza (Linum usitatissimum) en el alivio de la xerostomía en adultos mayores, Revista Clínica de Periodoncia, Implantología y Rehabilitación Oral, Volume 8, Issue 2, August 2015, Pages 144-149.

40. Ibáñez MNG, Piña LYB, López GCJ. Frequency of Sjögren's Syndrome in patients with hiposalivación. Rev ADM. 2012;69(6):282-286.

41. Daniel Chavarría Bolaños Comprendiendo y combatiendo el fracaso anestésico en odontología, Revista ADM 2015; 72 (6): 290-298.

42. Monteiro MR, Groppo FC, Haiter-Neto F, Volpato MC, Almeida JM. 4% articaine buccal infiltration versus 2% lidocaine inferior alveolar nerve block for emergency root canal treatment in mandibular molars with irreversible pulpits: a randomized clinical study. Int Endod J. 2015; 48: 145-152.

43. Bradley, C. (2018). Abscesso de Candida dubliniensis: um caso clínico e

uma revisão da literatura. Relatos de casos de micologia médica , 21, 41-43. https://doi.org/10.1016/j.mmcr.

44. Kim SJ, Seo JT. Selection of analgesics for the management of acute and postoperative dental pain: a mini-review. J Periodontal Implant Sci. 2020;50(2):68-73.

45. Sano, Jean, Colmenares, Narhayber, Sakkal, Antonieta, Cedillo, Marisabel, & Duran, Carlos. (2001). Anestesia local odontológica y embarazo. Acta Odontológica Venezolana, 39(2), 61-63. Recuperado en 12 de agosto de 2021, de http://ve.scielo.org/scielo.php?script=sci_arttext&pid=S0001-63652001000200011&lng=es&tlng

46. Da Paz, E. S. L. .; Monteiro De Abreu, A. .; Lopes Cordeiro Mandú, A. .; Raianne Santos De Lira, C. .; Guaraná, C. F. R.; Da Paz Júnior, F. B.; Alves, J. .; De Santana, K. R.; Mirelle Barbosa, L. .; Moura De Oliveira Cavalcanti, M. T. Prevalence of Candida in dental prostheses of patients from the College of Dentistry of Pernambuco. Research, Society and Development, [S. l.], v. 9, n. 9, p. e970998011,2020.DOI:10.33448/rsd-v9i9.8011.Disponível. em: https://www.rsdjournal.org/index.php/rsd/article/view/8011. Acesso em: 12 aug. 2021.

47. Moura LL. [Pharmaceutical Guide 2020-2021]. Rio de Janeiro: Hospital Naval Marcílio Dias; 2020

48. Bulad, K., Taylor, R.L.,Verran, J., & McCord, J.F. (2004). Colonization and penetration of denture soft lining materials by Candida albicans. Dent Mater., 20(2):167-175. https://doi:10.1016/s0109-5641(03)00088-5

49. Gili MA, Segovia SM, Lezcano MR. Producción de nitrosaminas por Candida albicans y su relación con lesiones de la cavidad oral. Revisión de la literatura. Odontol Sanmarquina [Internet]. 15 de febrero de 2021 [citado 12 de agosto de 2021];24(1):85-8. Disponible en: https://revistasinvestigacion.unmsm.edu.pe/index.php/odont/article/view/19700

50. Alexandre da Silveira Gerzson, Pharmacological management of postoperative pain in dentistry: a review Electronic version: 1984-5685 RSBO. 2021 Jan-Jun;18(1):107-14.

Don't miss out!

Visit the website below and you can sign up to receive emails whenever Ksenia Basov publishes a new book. There's no charge and no obligation.

https://books2read.com/r/B-A-LATP-GSYQB

BOOKS 2 READ

Connecting independent readers to independent writers.

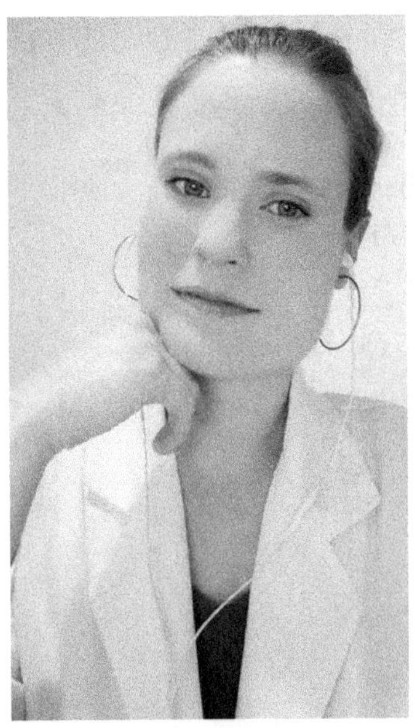

About the Publisher

Hola mi nombre es Ksenia Basov y mi propósito es ayudarle a crecer y a continuar con su formación odontológica-quirurgica para mejorar la calidad de tratamiento en su consultorio odontológico, le dejo un resumen curricular de mi persona para conocernos mas :)

-Cirujano Oral y Maxilofacial egresada de la Universidad de Carabobo con sede Hospital Universitario Dr. Angel Larralde

-Docente colaborador en Cátedra Morfofunción micro y Morfofuncion Macro de la Universidad Tecnológica Equinoccial

-Creadora de Cursos, Ebooks, y Audiolibros que impulsan a los odontólogos mejorando con una formación contínua.

-Conferencista internacional con múltiples colaboraciones con el Colegio de Odontólogos de Venezuela, Colegio de Odontólogos de Cojedes, instituciones privadas tales como: Dentslife (España), Social UDD (Chile), Socieo (Venezuela), Soceo UACH (Chile), Lifedent T academy (Colombia)

-Múltiples publicaciones en artículos científicos.

-Creadora de Contenido en Pág web propia y redes sociales (YOUTUBE, Instagram)

Pág Web: drabasov.com

YouTube: Dra. Basov

instagram: @kseniabasov

email: info@drabasov.com